Frauenherzen schlagen anders!

Prof. Dr. med. Ingeborg Siegfried
Dr. med. Antje Müller-Schubert

Frauenherzen
schlagen anders!

Risiko Herzinfarkt:
Symptome richtig deuten

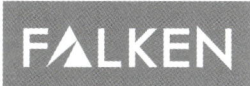

„Nach allem, was wir wissen, gilt: Der Mensch ist so alt wie sein Herz und sein Kreislauf. Sowohl die Grundlagenforschung als auch die Lebenserfahrung sprechen dafür, dass das menschliche Herz-Kreislauf-System den Körper sogar über 100 Jahre lang mit Sauerstoff, Nährstoffen, Hormonen und Immunzellen versorgen kann. Frage: Wo aber sind dann die vielen Hundertjährigen? Antwort: Sie haben aufgrund falscher Ernährung, durch Bewegungsmangel, Stress, Rauchen, Umweltgifte und Griesgrämigkeit ihren normalen Alterungsprozess beschleunigt und ihr (genetisch) mögliches Lebensalter nicht erreicht."

Prof. Dr. med. Dr. phil. Robert Gasser in seinem Buch „Balance für Herz und Kreislauf"

Inhalt

Diagnose Herzinfarkt – und dann?
Wissenswertes zu Behandlung und Rehabilitation 53

Ihr persönliches Vorsorge-Programm für die Herz-Fitness

Vorwort

Frauenherzen – Männerherzen:
Mehr als ein kleiner Unterschied!

Einen Motor zu bauen, der vollkommene Präzision und unerreichte Höchstleistungen bietet, ist der Wunsch aller Techniker und Erfinder. Unser Herz besitzt diese traumhaften Qualitäten: Es ist unser Lebensmotor, der als unermüdliches Pumpwerk Körper und Geist gleichmäßig über eine lange Zeitspanne hinweg in Bewegung hält. Ohne seine pausenlose Arbeit wäre unser Leben nicht möglich. Seine unscheinbare Leistung wird die meiste Zeit des Lebens als selbstverständlich hingenommen. Dennoch ist sie Voraussetzung für die Verwirklichung all unserer Möglichkeiten. Trotz aller Präzision ist das Herz aber auch ein sehr empfindliches Organ. Es wird von zahlreichen (Stör-)Faktoren beeinflusst. So können Stresshormone das harmonische Zusammenspiel von Herz und Kreislauf völlig aus dem Gleichgewicht bringen. Auch eine ungesunde Lebensweise schädigt das Herz und kann schließlich zu einer Herzerkrankung führen.

Ballen Sie einmal Ihre Faust: So groß etwa ist Ihr Herz! Eine Frauenfaust entspricht einem Frauenherzen, eine Männerfaust dem Männerherz. Der Unterschied fällt auch in der Masse ins Gewicht: Ein Frauenherz wiegt „nur" etwa 280 Gramm; das Herz eines Mannes bringt 320 Gramm auf die Waage.

Aufgrund dieses Größenunterschieds sind auch die Herzkranzgefäße, deren Aufgabe die Versorgung des ständig arbeitenden Herzmuskels mit sauerstoffreichem Blut ist, am Frauenherz etwas kleiner und kürzer. Durch Ausdauersport können jedoch beide Geschlechter ihr Herz um 100 bis 150 Gramm vergrößern, und auch Frauenherzen erbringen körperliche Höchstleistungen. Das beweisen die sportlichen Erfolge des „schwachen" Geschlechts. Wie Sie ein gutes Herz-Kreislauftraining planen, können Sie in Kapitel 4 nachlesen.
Aber es gibt auch Unterschiede bei den Geschlechtern: Männer nehmen das Herz meist ausschließlich als Organ wahr; Frauen dagegen identifizieren ihr Herz häufig mit ihrer Seele. Tatsächlich verursachen psychische Probleme in vielen Fällen Beschwerden im Herzbereich: Druckgefühl, Beklemmungen, Herzrasen, Herzrhythmusstörungen und Blutdruckstörungen

können auftreten, auch wenn das Herz organisch gesund ist. Dieses wird bei Frauen häufiger beobachtet, aber auch bei Männern kommen solche Phänomene vor. Möglicherweise schlagen Frauenherzen in belastenden Situationen etwas schneller oder lassen sich leichter aus der Ruhe bringen. Zahlreiche Forschungen zu diesem Thema haben erstaunliche Ergebnisse zutage gefördert, die diese Aussagen bestätigen. Das Leben in der Industriegesellschaft mit den Faktoren Über- und Fehlernährung und Bewegungsarmut wirkt sich auf Männer und Frauen in gleicher Weise aus: Risikofaktoren wie Übergewicht, Bluthochdruck, Zuckerkrankheit und Blutfettveränderungen gefährden bei beiden Geschlechtern die Gesundheit des Herzens. Jedoch reagieren Frauen aufgrund einiger Besonderheiten auch darauf etwas anders.

Wichtig ist dabei die Reaktion auf die bekannten Risikofaktoren. Etwa 130 000 Frauen erleiden jährlich einen Herzinfarkt. Weil viele von ihnen aus verschiedenen, nicht zu klärenden Gründen verspätet einer schnellen Hilfe zugeführt werden, versterben mehr Frauen als Männer innerhalb der ersten 30 Tage am Infarkt. Eine Umfrage in den USA erbrachte ein vor diesem Hintergrund erstaunliches Ergebnis: Frauen fürchten eher, an Brustkrebs zu erkranken. Ihnen ist nicht bewusst, dass ihr Risiko, einen Herzinfarkt zu erleiden, wesentlich höher liegt.

Aus dieser und anderen Studien wird ganz deutlich, wie wenig der Herzinfarkt bei Frauen bislang bewusst wahrgenommen wurde. Dabei gibt es sogar „typisch weibliche Herzinfarktzeichen". Nur sind diese nicht so bekannt.

Was hat es also auf sich mit den geschlechtsspezifischen Unterschieden bei Herzerkrankungen? Mit diesem Buch wollen wir Ihnen Einblick gewähren in die Welt der Frauenherzen und Möglichkeiten aufzeigen, die Ihnen helfen, Ihre Herzgesundheit in die eigene Hand zu nehmen. In diesem Sinne – bleiben Sie gesund!

Prof. Dr. med. Ingeborg Siegfried   *Dr. med. Antje Müller-Schubert*
Gießen   *Berlin*

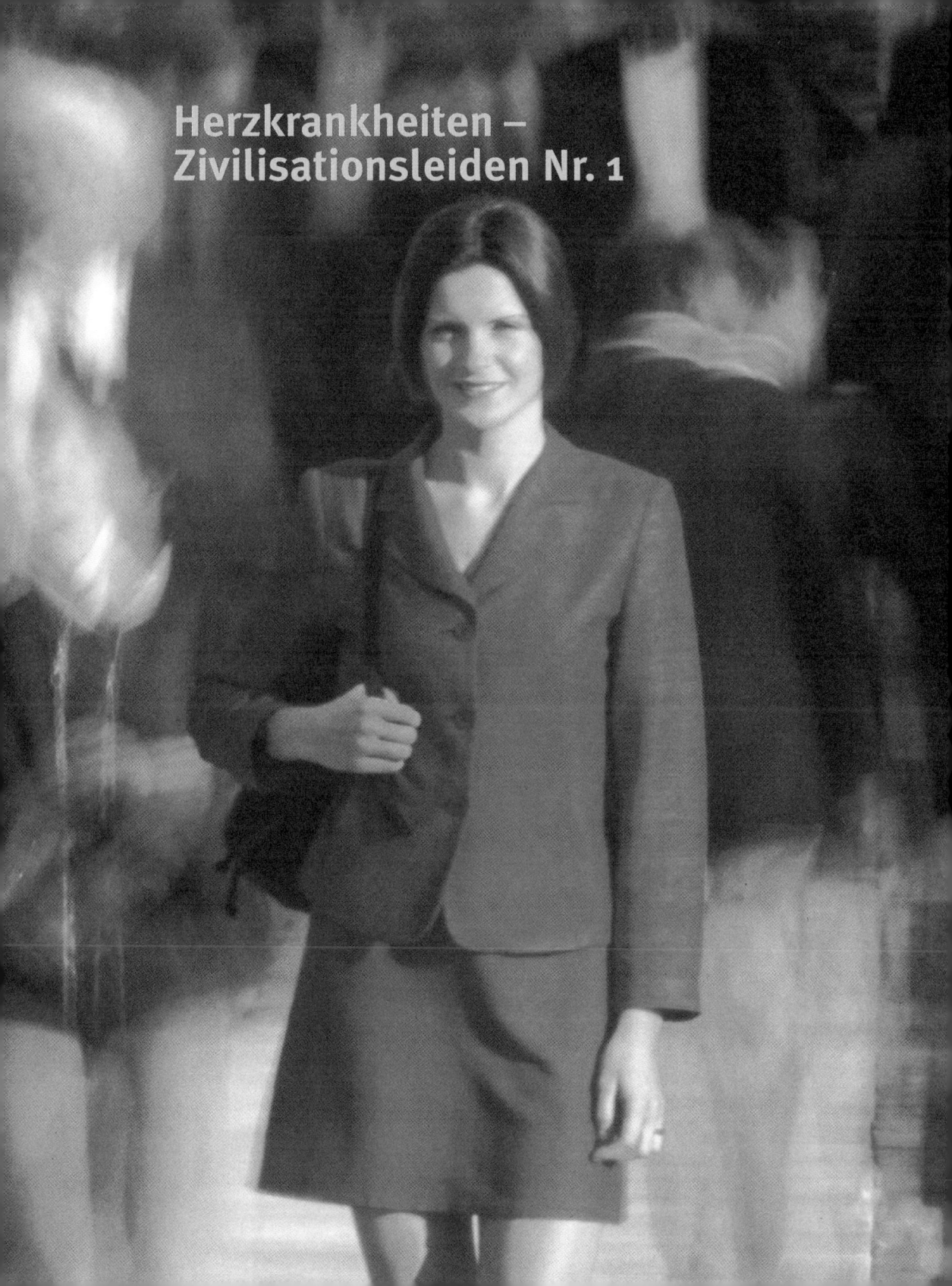

Herzkrankheiten –
Zivilisationsleiden Nr. 1

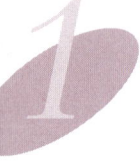

> „Ich habe meinen Körper aufgebaut (...) Kein anderer hat es für mich getan. Wenn ich
> ihn also aufgebaut habe, dann muss ich auch gewusst haben, wie ich ihn aufbauen kann.
> Wenigstens unbewusst.“
>
> *J. D. Salinger „Neun Erzählungen“*

Die letzten hundert Jahre scheinen auf unsere Gesundheit großen Einfluss genommen zu haben: Die jüngste Entwicklung der Menschheitsgeschichte von den Anfängen der Industrialisierung bis heute hat auch ein neues Kapitel in der Geschichte der Krankheiten eröffnet. Seit Mitte des 20. Jahrhunderts gelten Herzerkrankungen in den Industriestaaten als häufigste Todesursache. In den Sechzigerjahren hatte die Sterblichkeit aufgrund von Herz-Kreislauf-Erkrankungen einen Höhepunkt erreicht.

Als Ursachen erkannte die Wissenschaft:
- Einen noch nie dagewesenen Mangel an Bewegung und Übergewicht,
- durch fehlende Hungergefühle und den Rückgang frischer und pflanzlicher Nahrungsmittel die Abkehr von einer natürlichen Ernährung,
- stattdessen ein Übermaß an fett- und eiweißreicher Nahrung,
- das Rauchen, das immer noch steigende Akzeptanz besonders bei Frauen genießt,
- ständige Reizüberflutung und daher Gefährdung der psychischen Balance.

Herzkrankheiten sind zu einem ständigen Begleiter des Wohlstands geworden

1. An erster Stelle steht dabei unangefochten der Herzinfarkt. Besonders er tritt in den letzten Jahrzehnten in den Industrieländern als Wohlstandserkrankung vermehrt auf und gilt deshalb als *die Herzkrankheit* unserer Zeit. Trotzdem sollten Sie darauf nicht fixiert sein, denn auch andere Erkrankungen des Herzens verdienen Aufmerksamkeit. Meist handelt es sich dabei um Erkrankungen, die nicht vom persönlichen Verhal-

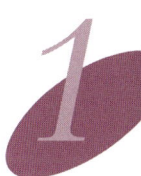

ten und Lebensstil abhängen. Besonders wenn sie zusammen mit einer koronaren Herzerkrankung (s. Seite 19) auftreten, ist Vorsicht angesagt!

2. Für die häufig diagnostizierten Herzrhythmusstörungen wie auch für die Herzmuskelentzündung ist oft die Verengung der Herzkranzarterien (s. Seite 20) sowie ein überstandener Infarkt (s. Seite 21) verantwortlich. Als weitere Ursache kommt ein erhöhter Blutdruck infrage, der das Herz überlastet und schließlich zu einer Herzmuskelschwäche führt.

   Herzrhythmusstörungen, von denen Herzrasen (Tachykardie), extrem verlangsamter Herzrhythymus (Bradykardie) und Herzstolpern (Arhythmie) am häufigsten sind, können durch zahlreiche Faktoren ausgelöst werden.

3. Einem Herzklappenfehler geht meist eine Entzündung der Herzklappen voraus. Entzündungen im Bereich der Herzmuskelwand wie Endokarditis, Perikarditis und Myokarditis sind Folgen von Infektionen.

4. Eine sehr belastende und gefürchtete Erkrankung ist die Herzneurose. Gründe für ihre Entwicklung liegen im psychischen Bereich, während das Herz organisch völlig gesund ist. Wie bei anderen psychosomatischen Erkrankungen treten auch hierbei heftige körperliche und psychische Beschwerden auf. Wer davon betroffen ist, fürchtet, die Reaktionen des Herzens (schnellerer Herzschlag oder Herzstolpern, „Aussetzer", langsame Schlagabfolge, Angst- und Schwächezustände mit Schweißausbrüchen, Ohnmachtsanfälle usw.) seien auf organische Störungen zurückzuführen. Der Blutdruck kann während der anfallsartigen Zustände ebenfalls erhöht sein. Es ist wie ein Teufelskreis, dem die Betroffenen kaum entkommen: Durch die Konzentration auf die Herzfunktion kann ein Zwangszustand entstehen, der eine Eigendynamik entfaltet. Oft dauert es Jahre, bis die eindeutige Diagnose klar ist. Ohne eine psychosomatische Therapie ist der Zustand kaum zu behandeln. Frauen sind davon häufiger betroffen als Männer, was fatalerweise dazu führt, dass Frauen mit echten, organisch bedingten Herzbeschwerden aus statistischen Gründen oft als Herzneurotikerinnen abgestempelt und später als Männer einer gezielten Behandlung zugeführt werden!

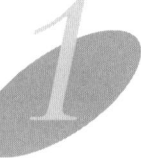

Das Herz – die Pumpe, die uns am Leben hält

Das Herz ist eine hohle Pumpe. Sie besteht aus einer speziellen Muskulatur, deren Zellen über eine unermüdliche Arbeitskraft verfügen. Ihr ausgeklügeltes Zusammenspiel gewährleistet die Pumpleistung des Herzens. Der Innenraum dieses Muskels teilt sich in vier Hohlräume auf, die durch eine dickere Trennwand in zweimal zwei gekoppelte Räume – Vorhof und Kammer – gegliedert werden. Dieses Doppelkammer-System bildet die beiden Herzhälften aus: das rechte und das linke Herz.

Durch verschiedene Mechanismen gelangt das venöse Blut aus dem gesamten Körperkreislauf zum Herzen zurück: In Muskeln liegende Venen werden durch die Kontraktion (zum Beispiel Beinarbeit) verengt, was den Blutstrom zum Herzen bewirkt. Außerdem wird das Blut bei jedem Einatmen in Herzrichtung bewegt. Das rechte Herz nimmt dieses venöse Blut im Vorhof ① auf. Über ein Ventil, die so genannte Trikuspidalklappe, fließt das verbrauchte sauerstoffarme Blut dann in die rechte Herzkammer und wird von dort durch eine Arterie, also ein dickwandiges Blutgefäß, in die Lunge weitergegeben ②. Dort wird das Blut mit Sauerstoff angereichert und über eine Vene ③ – ein dünnwandiges Blutgefäß – in den linken Vorhof geleitet. Auch dort muss es ein Ventil – die Mitralklappe – überwinden, um in die wichtige linke Herzkammer ④ zu gelangen. Von hier aus wird das sauerstoffhaltige Blut durch ein weiteres Ventil – die Aortenklappe – in die Hauptschlagader, die Aorta, gepumpt, von wo aus alle Teile des Körpers versorgt werden. Kurz hinter der Aortenklappe zweigen die Herzkranzgefäße ab ⑤. Die linke Herzkammer (auch *linker Ventrikel* genannt) besitzt die stärkste Muskelwand ⑥ des Herzens, weil aus dieser Herzkammer heraus der gesamte Körperkreislauf mit Blut versorgt werden muss. Aus diesem Grund benötigt die linke Herzkammer auch erheblich mehr Sauerstoff als die rechte.

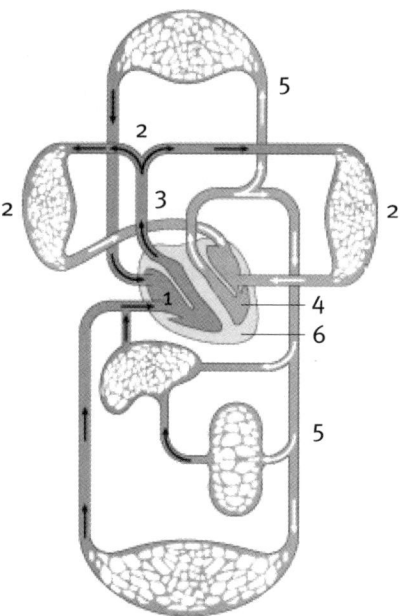

Der Blutkreislauf des Menschen

Trotz unabhängigem Zweikammersystem zieht sich der gesamte Herzmuskel gleichmäßig und folgerichtig zusammen. Damit es hierbei nicht zu chaotischen Zuckungen kommt, besitzt das Herz ein eigenes Reizleitungssystem, das garantiert, dass das Zusammenziehen des Hohlorgans in der richtigen Reihenfolge stattfindet und dadurch die Pumpwirkung entsteht. Dieser „Taktgeber" besteht aus zwei einander nachgeschalteten Steuerzentren im Herzen, die über das vegetative Nervensystem und die automatischen Schaltzentralen im Herzen (Sinus-Knoten und Artrio-Ventrikularknoten) gesteuert werden. Beeinflusst wird der „Taktgeber" vor allem durch körperliche Leistung und die Reaktion auf Stresshormone. Alle Faktoren werden automatisch in eine angepasste Herzschlagfolge umgesetzt. Das Herz ist von Lungengewebe umgeben und ruht auf dem Zwerchfell. Durch die Atembewegung des Zwerchfells wird die Pumpfunktion des Herzens zusätzlich unterstützt.

Der Kreislauf – verzweigtes Straßennetz der Blutversorgung

Wie lange brauchen Sie wohl in einem Mittelklassewagen, um 100 000 Kilometer zurückzulegen? Sicher würden dabei einige Wochen ins Land gehen. Mit welcher Geschwindigkeit also die kleinen roten Blutkörperchen gleich mehrmals am Tag diese Strecke in Ihrem Blutgefäßsystem zurücklegen, ist schlicht nicht mehr vorstellbar.

Der Blutkreislauf – ein unermüdliches Pumpwerk

Die Füllungsphase des Herzens wird als *Diastole* bezeichnet. In dieser kurzen Zeit gelangt kein Tropfen Blut aus der Herzkammer in die Aorta, weswegen der Druck in den Arterien niedrig ist. Sie wechselt mit der *Systole*, in der das gesamte Blutvolumen der Herzkammer (50 bis 60 Milliliter) mit einer Geschwindigkeit von 20 bis 25 Zentimetern pro Sekunde in die Aorta ausgestoßen wird. Mit dieser enormen Geschwindigkeit wird in den Adern ein gewisser Blutdruck aufgebaut, der für den Nährstofftransport bis in den letzten Winkel des Körpers notwendig ist. Dieser Kreislauf wird auch als der *große Kreislauf* beschrieben. In ihm befinden sich konstant etwa zwei Drittel unseres gesamten Blutvolumens.

Das dritte Drittel bewegt sich zur gleichen Zeit durch den *kleinen* oder *Lungenkreislauf*. In ihm wird Kohlendioxid aus dem Blut in die Atemluft abgegeben und eingeatmeter Sauerstoff aufgenommen. Dieser heftet sich an die roten Blutkörperchen und wird damit in das Fördersystem des großen Kreislaufs eingeschleust.

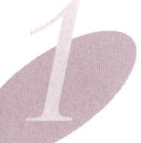

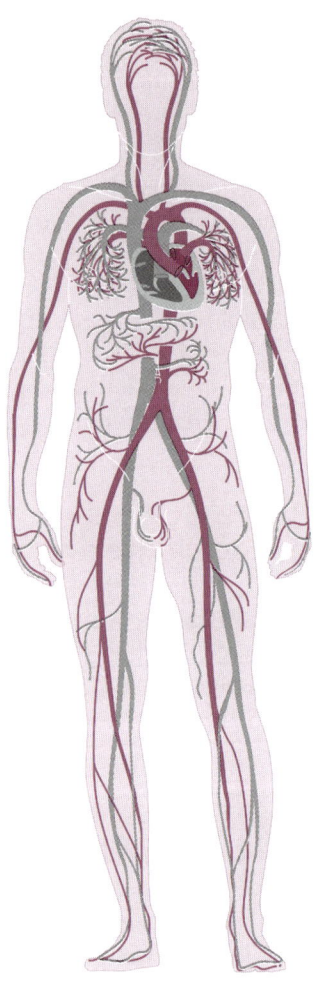

Das Herz-Kreislauf-System besteht streng genommen aus zwei getrennten Kreisläufen:
- dem Lungenkreislauf und
- dem Körperkreislauf.

Im Versorgungsnetzwerk der Arterien wird nicht nur der eingeatmete Sauerstoff zu den Organen gebracht. Sämtliche Stoffe, die im Körper selber entstehen (zum Beispiel Hormone), gelangen mit dem arteriellen Blut an ihren Wirkort. Das Netzwerk der Venen übernimmt die Abfallprodukte von den Organen und transportiert sie zur Entsorgung zu den Lungen, zum Darm und zu den beiden Nieren, wo sie aus dem Organismus ausgeschieden werden.
Grundlage dieses kontinuierlichen Transports ist das Herz, das rhythmisch etwa 70-mal pro Minute etwa 50 bis 60 Milliliter Blut über die Hauptschlagader in den Körper presst. Das entspricht jedes Mal einer halb vollen Teetasse.
Was der Herzschlag in Ihrem Körper bewirkt, ist messbar: Die Blutdruckmessung zeigt die beiden Druckwerte, die beim Ausstoß des Blutes (Systole) und während der Füllungsphase der Herzkammer (Diastole) in den Arterien entstehen. Der arterielle Druck ist etwa zehnmal so hoch wie der Druck in den Venen. Insgesamt kreisen ständig fünf bis sechs Liter Blut durch Ihre Adern. Notreserven gibt es auch: Sie können sofort aus Milz, Leber oder Venen abgezogen werden.

Die arteriellen und venösen Blutgefäße bilden mit dem Herzen eine funktionelle Einheit. In den Venen (hell) fließt das sauerstoffarme, verbrauchte Blut zum Herzen, von wo es in die Lungen gelangt.
Die Arterien (dunkel) leiten das mit Sauerstoff angereicherte Blut in den gesamten Körper und zu den Organen.

Arterienverkalkung

Die Arterienverkalkung oder Arteriosklerose wird maßgeblich beeinflusst vom Cholesteringehalt im Blut. Der Gehalt dieses und anderer Blutfette wiederum ist abhängig von der Ernährung und von genetischen Faktoren. Einige Erkrankungen wie der Diabetes mellitus oder genetisch bedingte Stoffwechselstörungen führen unabhängig von der Ernährung zu einem erhöhten Cholesterinspiegel.

Den sichersten Schutz vor Arteriosklerose bietet die Vorbeugung! Nicht erst, wenn Warnzeichen auf ein drohendes Unglück hinweisen, ist ein umsichtiger Umgang mit Ihrem Körper geboten. Bereits in jungen Jahren können Sie durch das Einhalten einiger Regeln viel für ihre zukünftige Gesundheit tun:

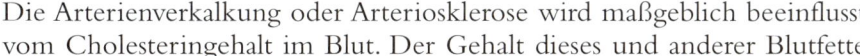

Risikofaktoren, die von Ihrem Lebensstil abhängen

- Rauchen
- Bewegungsmangel
- Bluthochdruck
- Übergewicht (besonders wenn es sich in Fettpölsterchen an den Hüften zeigt)

Diese Risikofaktoren sind von Ihnen selbst beeinflussbar!

- Ernähren Sie sich möglichst fettarm!
- Bewegen Sie sich regelmäßig und viel!
- Verzichten Sie auf das Rauchen!
- Bemühen Sie sich um ein optimales Körpergewicht!

Das Verkalken von Wasserleitungen und von Blutgefäßen ist natürlich nur bedingt vergleichbar. Gleich ist dabei der rein mechanische Aspekt: Es kommt zu einer Einengung des Innendurchmessers. Ab einem bestimmten Grad wird es selbst für Flüssigkeiten problematisch, die kleiner gewordene Öffnung zu passieren. Im schlimmsten Fall verschließt diese sich völlig; ein Durchfließen ist dann nicht mehr möglich. Im Körper, also im Gewebe und in den Organen, kann ein Erliegen der Blut- und Nährstoffzufuhr fatale Folgen haben:

- Durchblutungsstörungen mit speziellen Beeinträchtigungen der betroffenen Organe oder Extremitäten ("Schaufensterkrankheit"),
- koronare Herzkrankheit,
- Angina-Pectoris-Anfälle,
- Herzinfarkt,
- Schlaganfälle.

Diese dramatischen Veränderungen innerhalb des Gefäßsystems treten in den nördlichen Ländern viel häufiger auf als zum Beispiel in Afrika und

Dramaturgie einer Arterienverkalkung	
1. Zunächst lagern sich Fette an den Arterieninnenwänden ab; so genannte Plaques entstehen.	4. In den verhärteten Ablagerungen entstehen Risse; Partikel lösen sich und bilden Blutgerinnsel.
2. Die Fettablagerungen werden von einer bindegewebigen Schicht überzogen und verhärten.	5. Blutgerinnsel verschließen die bereits verengte Arterie, sodass die Blutzufuhr in das folgende Gewebeareal unterbrochen wird. Am Herzen löst dies einen Herzinfarkt aus. Die Arterie kann auch durch ein Aufbrechen der Plaques mit anschließender Blutung verschlossen werden.
3. Es kommt zur Bildung neuer Gefäßmuskelzellen innerhalb der Ablagerungen. Die Folge → Verdickung der Gefäßwände.	

Asien, was den Rückschluss zulässt, dass die auslösenden Faktoren teilweise auf das Leben in den westlichen Zivilisationen zurückzuführen sind. Ein weiterer Faktor für die Entstehung von Ablagerungen ist natürlich das Alter. So kann man davon ausgehen, dass erste Symptome einer Verkalkung zwischen dem 45. und 50. Lebensalter auftreten – was bedeutet, dass die Ablagerungen schon seit geraumer Zeit am Entstehen sind.

Wir *Frauen* sind eigentlich recht lange vor Ablagerungen in den Gefäßen geschützt: Unser Schutzschild heißt Östrogen. Die medizinische Statistik verdeutlicht dies, indem sie zeigt, dass Frauen erst ab dem 60. Lebensjahr genauso gefährdet sind wie Männer, wenn nicht vorher schon andere Risikofaktoren eine wichtige Rolle gespielt haben (mehr dazu ab Seite 29).

Tausendsassa Cholesterin

Cholesterin ist für den menschlichen Organismus ein lebenswichtiger Baustein und Energielieferant, der nicht nur mit fettreicher Nahrung aufgenommen, sondern auch im Körper selbst gebildet wird. Cholesterin ist eine Grundsubstanz für die Synthese von Hormonen und Enzymen. Wenn es gelingt, durch Bewegung und Ernährung einen erhöhten Cholesterinspiegel wieder zu senken, so kann eine geringfügige Rückbildung der arteriellen Plaques erzielt werden. Meist sind hierfür aber spezielle Medikamente notwendig. Aber auch eine ausgewogene Ernährung trägt viel zur Normalisierung eines entgleisten oder überhöhten Cholesterinwertes bei.

Die Erkrankung der Herzkranzgefäße – koronare Herzkrankheit (KHK)

Der Herzmuskel wird über die Herzkranzgefäße, die von der Aorta abgehen, mit Sauerstoff und anderen Nährstoffen versorgt. Die Herzkranzgefäße oder Koronarien verzweigen sich wie Äste über das gesamte Herz, wobei sich der linke Ast in zwei weitere größere Arme aufteilt. Die drei großen Kranzarterien haben jeweils einen Durchmesser von wenigen Millimetern und sind bei Frauen enger als bei Männern. Diese winzigen, aber lebenswichtigen Gefäße sind sehr störanfällig. Als größte Störung ihrer Funktion ist die Plaquebildung infolge Arteriosklerose zu nennen. Dabei kann es zur Verengung oder zum sehr bedrohlichen Verschluss des Arterienastes kommen. Diese Verengung wird als *koronare Herzkrankheit* (KHK) bezeichnet. Die Folge ist, dass nicht ausreichend Sauerstoff an die arbeitende Herzmuskulatur herangeführt werden kann. Nikotinkonsum und ungesunde Ernährung setzen den geschädigten Koronarienwänden immer weiter zu; Stresshormone verursachen über die vorübergehende Engstellung der Gefäße Beschwerden.

Die KHK gilt in den westlichen Ländern als Hauptursache für Angina Pectoris und Herzinfarkt.

Die Schattenseite des Wohlstands

In den Kriegs- und Nachkriegsjahren, als die Lebensmittel knapp waren, hat man in Deutschland nur selten vom so genannten „Herzschlag" (Herzinfarkt mit Todesfolge) gehört. Mit zunehmendem Wohlstand änderten sich in Deutschland, aber auch in anderen Industrieländern, die Lebens- und Ernährungsgewohnheiten. In der Folge traten vermehrt typische Herzsymptome auf, die der koronaren Herzkrankheit entsprachen und immer häufiger zum plötzlichen Herztod, dem Infarkt, führten. Die Auswertung der Lebensumstände ließ den Rückschluss zu, dass der vermehrte und zunehmende Fett- und Fleischkonsum (keine warme Mahlzeit ohne Fleisch!) zu dieser Entwicklung geführt hatte. Einen Höhepunkt der KHK-Erkrankungsfälle gab es Ende der 50er-Jahre; er führte dazu, dass nach etwa zehn Jahren Maßnahmen ergriffen wurden, um diese Entwicklung zu stoppen. Interventionsstudien sollten für Aufklärung sorgen, Gesundheitskampagnen die Bevölkerung über das Risiko informieren. Auch die Intensivmedizin und das Notarztwesen wurden und werden bis heute verbessert. Der Erfolg gab diesen Bemühungen Recht. Dennoch muss die Information und Aufklärung der Menschen weiter betrieben werden.

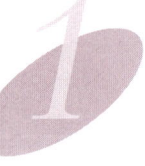

Angina Pectoris – heftige Schmerzen im Brustkorb

Bei einer Einengung des Herzkranzgefäßes um über 70 % kommt es zu einem akuten Sauerstoffmangel im Versorgungsgebiet des Arterienastes. Hierdurch können heftige Schmerzen oder andere Symptome ausgelöst werden, deren Ursache häufig nicht sofort erkannt wird. Bei den Beschwerden zeigen sich häufig Unterschiede zwischen Männern und Frauen.

Angina Pectoris	
Typisch männliche Beschwerden (eher spezifisch)	**Typisch weibliche Beschwerden** (eher unspezifisch)
● Starkes Engegefühl im Brustkorb ● Schmerzen, die bis zum Hals und Unterkiefer und besonders in den linken Arm ausstrahlen können	● Übelkeit ● Erbrechen ● Oberbauchschmerzen

Stabile Angina Pectoris – mit der Herzenge leben

Zunächst treten die Angina-Pectoris-Symptome bei bestimmten körperlichen Belastungen oder äußeren Bedingungen (zum Beispiel Kälte) auf, wenn das Herzkranzgefäß die Grenzen seiner Kapazität erreicht. Dieser Zustand kann über Jahre stabil bleiben, ohne dass ein Herzinfarkt auftritt. Neuere Forschungen zeigen, dass bei solch stabilen Zuständen neue Nebenäste aus den Herzgefäßen entstehen können, die das minderversorgte Gebiet mit Sauerstoff beliefern.

Instabile Angina Pectoris – wenn es plötzlich knapp wird

Warnzeichen einer instabilen Angina Pectoris

● Ihre Angina-Pectoris-Symptome treten das erste Mal überhaupt auf.
● Sie verspüren die üblichen Beschwerden neuerdings schon im Ruhezustand.
● Schwere, Dauer und Heftigkeit der Angina-Pectoris-Anfälle nehmen zu.
● Sie haben einen deutlich steigenden Bedarf an Medikamenten zur Durchbrechung der Symptome.

Rufen Sie umgehend einen Notarzt, wenn auch nur einer dieser Punkte auf Sie zutrifft.

Mit zunehmender Einengung treten die Beschwerden schließlich auch bei Ruhe auf. Der Herzmuskel wird immer schlechter mit Sauerstoff und Energie versorgt. Heftigkeit und Anzahl der anfallartigen oder dauerhaften Herzschmerzen nimmt zu. Auch seelische Belastungen können sie auslösen. Verändert sich eine stabile Angina Pectoris derartig oder treten die Beschwerden ohne vorherige Erkrankung auf, weist dies auf ein hohes Infarktrisiko hin!

Warten Sie nicht darauf, dass sich die Beschwerden von alleine geben. Das wird nicht passieren. Im Krankenhaus werden Sie einer schnellen Diagnose und einer entsprechenden Behandlung zugeführt, die den drohenden Infarkt abwenden kann.

Das Ausmaß der Arterienverengung bestimmt dabei die Prognose. Wenn Sie Ihre Lebensgewohnheiten an Ihre Herzkraft anpassen und eine gute ärztliche Betreuung bekommen, können Sie auch mit Angina Pectoris ein nahezu normales Leben führen. Bei stark geschädigten Arterien ist die Prognose allerdings eher ungünstig.

Stellen sich plötzlich dauerhafte Schmerzen ein, die medikamentös nicht zu beherrschen sind, so besteht erhöhte Gefahr für einen Herzinfarkt. Diese Situation stellt einen Notfall dar und bedarf der sofortigen Behandlung.

Der Herzinfarkt – lebensbedrohlicher Schock für den Herzmuskel

Bei einem Herzinfarkt spielen sich dramatische Vorgänge ab: Die zuvor bereits verengte Herzkranzarterie wird durch ein Blutgerinnsel oder eine Blutung völlig verschlossen. Die im Versorgungsbereich des weiterführenden Gefäßastes liegenden Herzmuskelzellen können nicht mehr mit Sauerstoff und Energieträgern versorgt werden, sodass eine Mangelsituation entsteht. Innerhalb weniger Stunden sterben die unterversorgten Zellen ab.

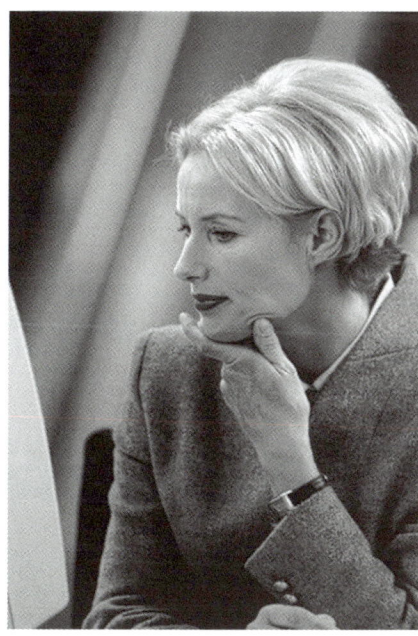

Die für den Verschluss der Herzmuskelgefäße verantwortlichen Blutgerinnsel entstehen durch Ablösung oder Einreißen der Plaques in einem arteriosklerotischen Gefäß, wodurch eine winzige Verletzung der Gefäßwand und folglich die Blutgerinnung verursacht wird. Die Katastrophe nimmt ihren Lauf, wenn es zu einer vollständigen Blockierung der Arterie kommt.

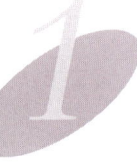

Je nach Größe des vom Infarkt betroffenen Herzmuskelbereiches wird die Herzarbeit mehr oder weniger behindert. Sehr kleine Infarkte verlaufen gelegentlich stumm oder mit geringen Beschwerden und werden erst später zufällig im EKG festgestellt. Ausgedehnte Infarkte führen häufig zum Erliegen der Herzarbeit und damit zum Tod. Wenn vom Infarkt nicht das gesamte Herz betroffen ist und der Infarkt überlebt wird, bildet sich im Laufe der folgenden Wochen ein festes und zugleich funktionsloses Narbengewebe – quasi als Muskelersatz. Ist diese Narbe sehr groß, kann dies zu einer Ausbuchtung und Schwächung der Herzwand führen. Unter bestimmten Bedingungen (zum Beispiel körperlicher Belastung) kann diese Schwachstelle einreißen und eine tödliche Blutung verursachen.

Die meisten Infarkte betreffen die linke Herzkammer. Die Todesursache dabei kann die Abnahme der Förderleistung des Herzens sein. Die Organe, insbesondere das Herz selbst, werden dann nicht mehr ausreichend mit Blut versorgt.

Ebenfalls sehr gefürchtet nach einem Infarkt ist die Entstehung einer Herzrhythmusstörung. Tritt ein Kammerflimmern mit über 500 Kontraktionen pro Minute (!) auf, so kann dieser Zustand nur mit sofortigem Einsatz (das heißt innerhalb von Minuten) eines Defibrillators beherrscht werden, mit dem Elektroschocks gegeben werden. Diese Hilfe ist leider nur in medizinischen Einrichtungen möglich.

Das Auftreten des Herzinfarkts wird meist als ein plötzliches, unvorhersehbares Ereignis empfunden. Tatsächlich kommt der Infarkt in den seltensten Fällen unangemeldet. Meist treten bereits in den Wochen davor leichte Beschwerden auf, die oft jedoch falsch gedeutet werden. Wer bereits seit längerer Zeit mit einer koronaren Herzkrankheit lebt, kennt die Beschwerdesymptomatik meist und ordnet sie in der Regel richtig ein. Die angeführten Fallbeispiele (ab Seite 24) helfen Ihnen, die reale Situation zu beurteilen. Ein ausgesprochen starker Schmerz muss beim Auftreten des Infarktes nicht vorhanden sein, denn viele Infarkte verlaufen stumm. Bei *Männern* treten in etwa 80 % der Fälle typische Schmerzen auf der Brust auf, die in die Arme, den Rücken und auch in den Unterkiefer ausstrahlen.

Die Beschwerden bei einem Herzinfarkt

- Schweißausbruch, Übelkeit und Erbrechen
- Heftigster Schmerz („Vernichtungsschmerz") der auch durch gefäßerweiternde Medikamente, die sonst gut wirksam sind, nicht durchbrochen werden kann.
- Schwäche und Schwindel durch einen besonders niedrigen Blutdruck.
- Etwa ein Drittel aller Patienten leidet unter Atemnot.
- Besonders bei älteren Menschen oder einem stummen Infarkt kann Verwirrtheit auftreten.

Lassen Sie umgehend einen Notarzt kommen, wenn derartige Symptome auftreten. Abwarten kann tödlich enden!

Die folgenden Äußerungen können Hinweise auf den gefährdeten Zustand eines Betroffenen sein:
Wird über Ziehen auf der Brust oder hinter der Speiseröhre, Beklemmung beim Atmen, Übelkeit, Unwohlsein, Müdigkeit, Brechreiz, Oberbauchbeschwerden oder körperliche Schwäche geklagt, so denken Sie sofort daran, dass das Herz die Ursache der Beschwerden sein könnte!

Bei *Frauen* fehlen diese, als typisch für den Infarkt angesehenen Beschwerden in vielen Fällen. Stattdessen klagen Frauen oft nur über körperliche Schwäche, Oberbauchbeschwerden mit Übelkeit und Erbrechen. Viele Frauen, die schon Oberbaucherkrankungen wie beispielsweise der Galle durchgemacht haben, führen ihre Beschwerden darauf zurück, wodurch wertvolle Zeit bis zum Einsatz einer zielgerichteten Therapie verstreicht. Da in letzter Zeit immer mehr junge Frauen betroffen sind, kommt es relativ häufig zu einer solchen Fehleinschätzung. Von der vorstationären Zeit, also der Zeit zwischen Einsetzen der Beschwerden und der Intensivbehandlung, hängt es ab, wie stark der infarzierte, das heißt, der vom Infarkt betroffene Teil des Herzmuskels geschädigt wird – und letzten Endes auch, ob und wie der Infarktpatient überlebt.

Besonders infarktgefährdet sind Diabetiker und darunter *Frauen*. (Mehr zu den Risikofaktoren lesen Sie ab Seite 29.) Der Grund ist eine Folgeerscheinung von jahrelang schlecht eingestelltem, möglicherweise auch unentdecktem Diabetes mellitus: Aufgrund des erhöhten Blutzuckerspiegels lagern sich Stoffwechselprodukte an den Nervenbahnen ab und führen zu einer Art „Betäubung" der Nervenempfindungen. Dadurch werden Schmerzen weniger intensiv oder gar nicht mehr wahrgenommen.

Häufiger als Männer erleiden Frauen einen so genannten *stummen Infarkt*. Das heißt, die im Herz ablaufende Katastrophe wird nicht einmal bemerkt. Dadurch ist eine frühe Diagnose erschwert und die gezielte Akuttherapie setzt vermutlich verspätet ein.

Der Herzinfarkt – ein vermeidbarer Vorgang?

Es gibt zahlreiche Hinweise darauf, dass einem Herzinfarkt sinnvoll und mit relativ einfachen Mitteln vorzubeugen ist. Ein wesentlicher Aspekt ist sicherlich die Vermeidung von Risikofaktoren.

Zusätzlich trägt die medikamentöse Beeinflussung der Blutgerinnung dazu bei, den Herzinfarkt zu verhindern. Hier spielt die optimale ärztliche Versorgung und Vorsorge eine wesentliche Rolle. Gehen Sie lieber einmal mehr zum Arzt, bis Sie Gewissheit über Ihre Herzbelastbarkeit haben.

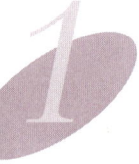

Harte Fakten, die Sie kennen sollten: Wussten Sie ...

dass der Herzinfarkt in den Industrieländern inzwischen zu einer der häufigsten Erkrankungen geworden ist? Als Managerkrankheit kann man ihn schon lange nicht mehr bezeichnen, denn er kommt in allen Berufssparten vor. In Deutschland traten in den letzten Jahren des 20. Jahrhunderts bis zu 300 000 Herzinfarkte jährlich auf. Ungefähr die Hälfte der Betroffenen starb daran.

Die Risiken, die sich durch Alter und Geschlecht ergeben, sind leider nur in geringem Maße zu beeinflussen.

Fallbeispiele

Die folgenden Fallbeispiele verdeutlichen, wie unterschiedlich in der Realität das Versagen des Herzens aussehen kann. Je früher die Entscheidung für den Notarzt fällt, desto größer sind die Chancen auf schnelle Behandlung – und Überleben.

An diesen Krankheiten sterben die Deutschen

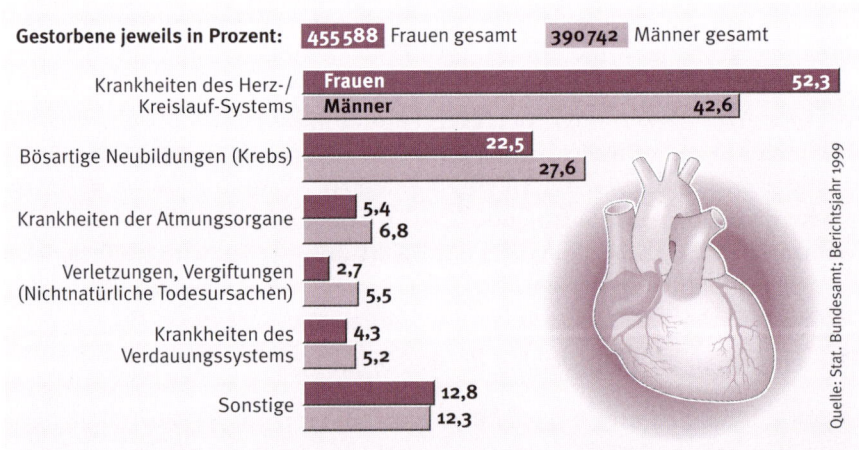

Gestorbene jeweils in Prozent:	455 588 Frauen gesamt		390 742 Männer gesamt

	Frauen	Männer
Krankheiten des Herz-/Kreislauf-Systems	52,3	42,6
Bösartige Neubildungen (Krebs)	22,5	27,6
Krankheiten der Atmungsorgane	5,4	6,8
Verletzungen, Vergiftungen (Nichtnatürliche Todesursachen)	2,7	5,5
Krankheiten des Verdauungssystems	4,3	5,2
Sonstige	12,8	12,3

Quelle: Stat. Bundesamt; Berichtsjahr 1999

Fast jeder Zweite der 1999 Verstorbenen erlag einer Herz-Kreislauf-Erkrankung – insgesamt 166 400 Männer und 238 500 Frauen. Etwa 90 % der Verstorbenen waren über 65 Jahre alt.

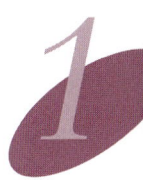

Fallbeispiel 1: Männer

Ein 52-jähriger Mann, bei dem Bluthochdruck und Diabetes mellitus bekannt waren, rauchte etwa 20 Zigaretten am Tag. Er fuhr täglich 20 km mit dem PKW zu seiner Arbeitsstelle, wo er als Buchhalter tätig war.

An einem kalten Tag erreichte er seinen Arbeitsplatz nach einer aufregenden Fahrt über die vereiste Straße. Etwa 30 Minuten nach Arbeitsbeginn stellt sich plötzlich ein Schmerz auf der Brust mit dem Gefühl der Beengung ein. Der sofort herbeigerufene Notarztwagen bringt den Betroffenen in die Intensivabteilung der nahe gelegenen Klinik. Dort wird ein Hinterwandinfarkt diagnostiziert und die sofortige Fibrinolysetherapie (Auflösung von Blutgerinnseln) eingeleitet. Nach Beendigung der Akutbehandlung schließt sich eine Nachsorgebehandlung in einer Rehaklinik an. Der Buchhalter kann nach einigen Monaten seine gewohnte Tätigkeit wieder aufnehmen, allerdings versehen mit einem Dauertherapiekonzept, dessen Schwerpunkt die Antikoagulation darstellt.

Fazit: Die eindeutigen Beschwerden wurden richtig beurteilt; es wurde richtig gehandelt und der Patient gerettet. Denn jede Minute zählt – so das Motto der Deutschen Herzstiftung.

Fallbeispiel 2: Männer

Ein 45-jähriger adipöser (fettsüchtiger) Mann, der Heimarbeit für einen optischen Betrieb in eigener Werkstatt durchführte, hatte wenig körperliche Bewegung, war aber Nichtraucher. Da er weitgehend gesund schien, wurde er nicht auf Risikofaktoren hin untersucht.

An einem Samstagmorgen fühlt er sich besonders müde, ohne dafür eine Erklärung zu haben. Er ist blass und bemerkt einen kurzen Schweißausbruch, danach für etwa 30 Minuten einen Druck auf der Brust. Die Ehefrau verständigt einen Vertreter des Hausarztes. Bis zu seinem Eintreffen sind die Beschwerden jedoch verschwunden; die Untersuchung bleibt ohne Befund. Der Betroffene kann den ganzen Tag wie gewohnt verbringen.

Am Sonntagmorgen tritt der gleiche Zustand wie am Tag davor noch im Bett auf. Der erneut alarmierte Vertretungsarzt kann wieder nichts Auffälliges feststellen. Der Mann verspürt auch diesmal nach etwa einer Stunde keine Beschwerden mehr.

Am Montag treten zwar keine Beschwerden auf, doch die Ehefrau besteht auf einer Untersuchung beim Hausarzt. Dort werden im EKG Zeichen eines Vorderwandinfarktes gefunden. Das Enzym Kreatinkinase ist zusätzlich erhöht, was auf einen Infarkt hinweist.

Die Diagnose Herzinfarkt ist dem zu diesem Zeitpunkt beschwerdefreien Patienten nicht plausibel. Er lässt sich nur widerwillig auf eine Intensivstation bringen. Wie richtig diese Entscheidung ist,

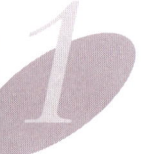

bestätigt ein noch am gleichen Tag eintretender ausgedehnter Vorderwandinfarkt mit Rhythmusstörungen, der nur in einer Klinik sofort zu behandeln ist. Der Patient überlebt diese lebensbedrohliche Situation. Seine Risikofaktoren Übergewicht, Bewegungsarmut, Hypertonie, Diabetes mellitus und Hyperlipidämie werden erst nachträglich erkannt und therapiert.

Fazit: Ein Herzinfarkt kommt meist nicht unangemeldet. Der verzögerte Verlauf war zunächst unverdächtig.

Fallbeispiel 3: Frauen

Eine 58-jährige Frau, die ohne Beschwerden den eigenen und zum Teil den Haushalt ihrer Tochter versorgt, klagt nach einer größeren Mahlzeit über plötzlich eintretende Schmerzen unter dem linken Rippenbogen. Sie hatte bereits zehn Jahre zuvor, auch nach einer ausgedehnten Mahlzeit, solche Schmerzen gehabt. Damals war eine akute Entzündung der Bauchspeicheldrüse festgestellt worden. Die Patientin verabreicht sich, als die Beschwerden einsetzen, ein schmerzstillendes Zäpfchen und wartet zunächst ab. Am nächsten Morgen fühlt sie sich schwach, die Schmerzen dauern an. Der gerufene Hausarzt überweist die Patientin mit Verdacht auf eine Entzündung der Bauchspeicheldrüse in die Abteilung für innere Krankheiten des Krankenhauses. Dort wird ein Hinterwandinfarkt festgestellt und die entsprechende Therapie eingeleitet.

Fazit: Meistens ist die Anamnese die halbe Diagnose. In diesem Fall war sie allerdings irreführend.

Fallbeispiel 4: Frauen

Eine 50-jährige Frau, die immer Sport getrieben hat, befindet sich seit zwei Jahren wegen Rückenbeschwerden bei einem Orthopäden in Behandlung. Die Schmerzen strahlen von der unteren Brustwirbelsäule nach vorne aus. In einer Gymnastikstunde treten diese Beschwerden erneut auf. Die Übungsleiterin spekuliert, dass durch die sportliche Belastung die Sauerstoffversorgung der Organe beeinträchtigt werden könnte. Bei der darauf folgenden Untersuchung stellen sich bei der Fahrradergometerbelastung die Beschwerden erneut ein. Ein Angina-Pectoris-Anfall wird diagnostiziert und die Patientin in eine kardiologische Abteilung überwiesen. Eine Herzkatheteruntersuchung belegt eine Gefäßeinengung, die mit einem Stent aufgedehnt wird. In einer Rehaklinik lernt die Frau ihren Lebensstil und ihre Ernährung zu verändern. Sie treibt Herzsport und erlebt dabei eine angemessene körperliche Belastung.

Fazit: Ein Herzinfarkt konnte vermieden werden.

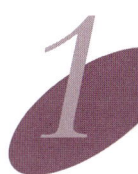

Fallbeispiel 5: Frauen

Eine 53-jährige Frau ist seit einer Schwangerschaft vor 20 Jahren mehrmals an einer Gallenkolik erkrankt. Etwa vier Stunden nach einer etwas fetten Mahlzeit klagt sie über Oberbauchbeschwerden, Übelkeit, Brechreiz und körperliche Schwäche. Sie benachrichtigt ihren Hausarzt und bittet ihn um das gewohnte Medikament für die bekannten Beschwerden. Aber auch nach drei Tagen schlägt die Behandlung nicht an. Der herbeigerufene Hausarzt vermutet einen Herzinfarkt und weist die Patientin in eine Intensivabteilung ein. Dort wird ein ausgedehnter Hinterwandinfarkt festgestellt. Die Herztätigkeit ist durch den beschädigten Herzmuskelbereich und Rhythmusstörungen so stark beeinträchtigt, dass die Patientin zwei Tage später verstirbt.

Fazit: Durch untypische Beschwerden wurde die Diagnose zu spät gestellt. Somit war die Therapie nicht mehr wirksam. Ein Infarkt, der hätte vermieden werden können?

Warnsignale und Verhaltensregeln auf einen Blick

Wenn Sie sich selbst oder einen engen Angehörigen als Risikoträger für einen Herzinfarkt einstufen, sollten Sie sich die folgenden Warnzeichen und Verhaltensregeln einprägen:

So erkennen Sie einen Herzinfarkt:
- Starke, andauernde Schmerzen im Brustkorb,
- Luftnot, kalter Schweiß, blasse Gesichtsfarbe,
- plötzliche Schwäche, die sich bis zum Kreislaufzusammenbruch oder zur Bewusstlosigkeit steigern kann,
- unklare Symptome wie plötzliche und unbegründete Übelkeit und Erbrechen, die eher an eine Magen-Darm-Erkrankung als an einen Herzinfarkt denken lassen.

Für die Anwesenden gilt:
- Ruhe bewahren,
- die/den Betroffene/n mit angehobenem Oberkörper hinlegen,
- nicht zögern, sondern sofort den Notarzt anrufen!
  Notruf-Nummer: **112** (für Deutschland),
  144 (Österreich),
  144 (Schweiz)
  Geben Sie Ihre Adresse so präzise wie möglich an!

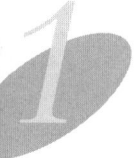

Wenn Sie diese Punkte beachten, sind Sie auf der sicheren Seite – was für die Entscheidungsfindung in einer problematischen Situation wie dieser von zentraler Bedeutung ist.

Aber so weit sollte es nicht unbedingt kommen! In den folgenden Kapiteln erhalten Sie wertvolle Informationen, um einer Verschlechterung Ihrer Herzleistung sinnvoll und mit Spaß vorzubeugen. Es gibt viele Möglichkeiten, die *beeinflussbaren Risikofaktoren* der Herzgesundheit zu minimieren. Hier ist besonders ein vertrauensvolles Verhältnis zu Ihrer Ärztin/ Ihrem Arzt wichtig.

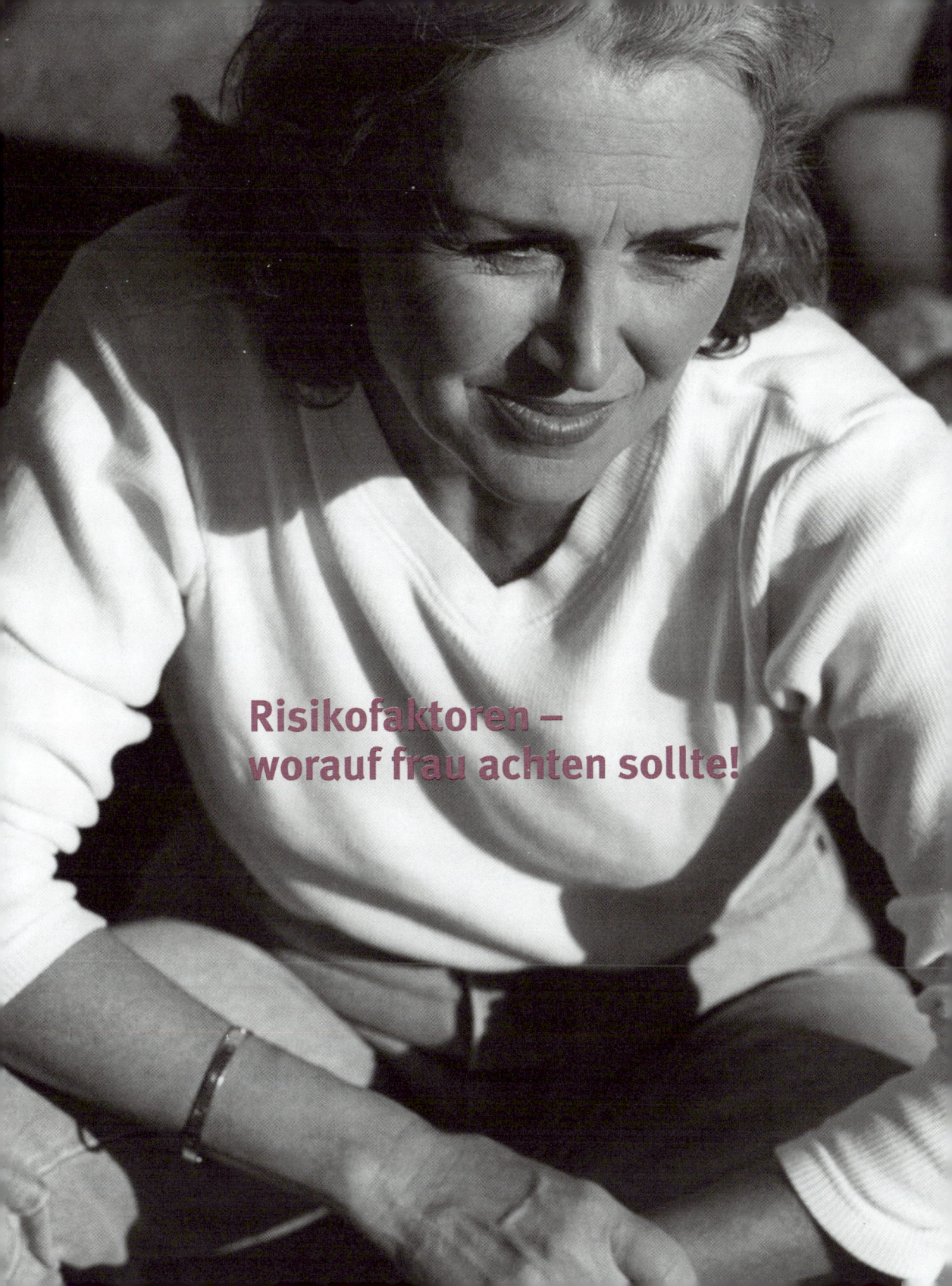

Risikofaktoren –
worauf frau achten sollte!

"Da flehen die Menschen die Götter an um Gesundheit.
Und wissen nicht, dass sie die Macht darüber selbst besitzen."

Demokrit

Um es gleich zu Beginn zu sagen: Kaum eine *Angina Pectoris* tritt ohne Vorzeichen auf und ebenso selten gibt es einen *plötzlichen Herzinfarkt*. Stattdessen scheinen erstaunlich viele Menschen ihren Körper nicht zu kennen und Warnzeichen zu missachten, sodass vorausgehende Symptome jahrelang nicht wahrgenommen werden. Weit verbreitet ist auch die Vorstellung, dass Gesundheit und körperliche Fitness ein Dauerzustand sind und ewig anhalten.

Dass dem nicht so ist, vermitteln in jüngster Zeit nicht nur Wissenschaftler, sondern auch Apotheker, Ärzte und Journalisten, die sich dieses wichtigen Themas angenommen haben. Denn das Leben ist ein wertvolles Gut, das Sie selbst schützen müssen. Deshalb sollten auch Sie etwas für Ihre Gesundheit tun!

Multiple Risk Factor Intervention Trial (MRFIT) Study

Diese bislang aufwändigste amerikanische Studie zog sich von 1973 bis 1981 hin. Es nahmen 350 000 Männern im Alter zwischen 35 und 57 Jahren teil. Durch sie konnte eindeutig festgestellt werden, dass sich die Sterblichkeit mit dem Ansteigen der Cholesterinwerte erhöht. Und dass die Sterblichkeit bei gleichzeitigem Vorliegen von Bluthochdruck und Zigarettenkonsum weiter zunahm.

Weitere Studien mit vergleichbarer Aussage:
– die Framingham Studie aus den USA
– die PROCAM-Studie aus Münster
– die GRIPS-Studie aus Göttingen

Sie alle konnten die Abhängigkeit der arteriosklerotisch bedingten Gefäßerkrankungen – insbesondere des Herzens – von entsprechenden Risikokonstellationen belegen.

Seit Jahrzehnten sucht die Forschung nach Möglichkeiten, um das Risiko für bestimmte Erkrankungen wie Arteriosklerose, die koronare Herzerkrankung und den Herzinfarkt im Voraus zu bestimmen. Besonders das Herz wurde inzwischen so oft erforscht, dass ein ganzer Urwald an Veröffentlichungen entstanden ist. Einige besonders aussagekräftige Studien wollen wir Ihnen vorstellen. Die Studienteilnehmer wurden weltweit in allen Bevölkerungsgruppen ausgewählt, um Risikofaktoren und individuelle Besonderheiten sichtbar zu machen. Unser Ziel ist dabei, Ihnen nahe zu bringen, dass Sie die Verantwortung für Ihre Gesundheit zu einem großen Teil selbst tragen.

Risikofaktoren – beeinflussbare und nicht beeinflussbare

Sie unternehmen eine Reise. Dabei spielen folgende Bedingungen eine Rolle: Ihr Auto hat es zwar für weitere zwei Jahre durch den TÜV geschafft, aber insgeheim wissen Sie, dass die Bremsbeläge erneuert werden müssten und dass ab Tempo 120 das Steuerrad unruhig zwischen Ihren Händen zittert. Im Radio werden schlechte Wetterbedingungen durchgegeben; der Moderator warnt vor einem Stau auf Ihrer Strecke. Sie haben auf der Rückbank zwei kleine Kinder, die gerne auch mal lauter werden. Die Stimmung zwischen Ihnen und Ihrem Partner, der Sie begleitet, ist bedrückt, weil Sie in der Nacht vor der Abreise einen heftigen Streit miteinander hatten. Zu dumm, dass Sie gerade jetzt auch noch unter Kopfschmerzen leiden. Sie sehnen sich nach Ruhe und Erholung.

Analysiert man diese Situation, so lassen sich mindestens acht Risikofaktoren festhalten, die der ersehnten Erholung im Wege stehen. Vier davon können Sie nicht beeinflussen, für weitere vier tragen jedoch Sie selbst die Verantwortung (s. Tabelle).

Mit unserem Körper sieht es ähnlich aus. Manche Menschen weisen Merkmale auf, die ihr Risiko für bestimmte Krankheiten erhöhen. Kommen negative Einflüsse hinzu, die durch den Lebensstil verursacht werden, so erhöht sich das Krankheitsrisiko um ein Vielfaches (s. Tabelle Seite 32).

Dem drastischen Höhepunkt einer Gefäßverkalkung gehen oft Jahre voraus, in denen vereinzelte Signale einfach übersehen werden. Oft geschieht

Risikofaktor Urlaubsreise
nicht beeinflussbare Risikofaktoren:
• das aufkommende schlechte Wetter
• der nahende Stau
• zwei kleine Unruhegeister auf der Rückbank
• Kopfschmerzen
beeinflussbare Risikofaktoren:
• schlechte Bremseigenschaften Ihres Wagens
• Unsicherheit des Wagens bei höherer Geschwindigkeit
• unbewältigter Streit der letzten Nacht
• unvorsichtige Fahrweise durch den Wunsch, endlich am Urlaubsort anzukommen

dies aus Unwissenheit über ihre Aussagekraft, in vielen Fällen aber werden die sich andeutenden Beschwerden bewusst übergangen. Das Fatale daran ist, dass die Haltung „Mir geht es ja insgesamt gut, also wird mir auch nichts Schlimmeres passieren" keine Lösung ist. Im Gegenteil: Risikofaktoren, die nicht frühzeitig eingedämmt werden, können über die Jahre wirken und schließlich in die Erkrankung führen.

Risikofaktor Krankheit
nicht beeinflussbare Risikofaktoren:
● Alter
● familiäre Veranlagung
● Geschlecht
beeinflussbare Risikofaktoren:
● Übergewicht
● hoher Blutdruck
● Zuckerkrankheit
● erhöhte Blutfettwerte
● Rauchen
● Bewegungsmangel

Diese beeinflussbaren Risikofaktoren, die häufig verdrängt werden, gelten als **Risikofaktoren 1. Ordnung**. Dazu gehören

● Übergewicht
● Bluthochdruck
● Zuckerkrankheit
● Fettstoffwechselstörungen
● Rauchen
● Bewegungsarmut
● falsche Ernährung

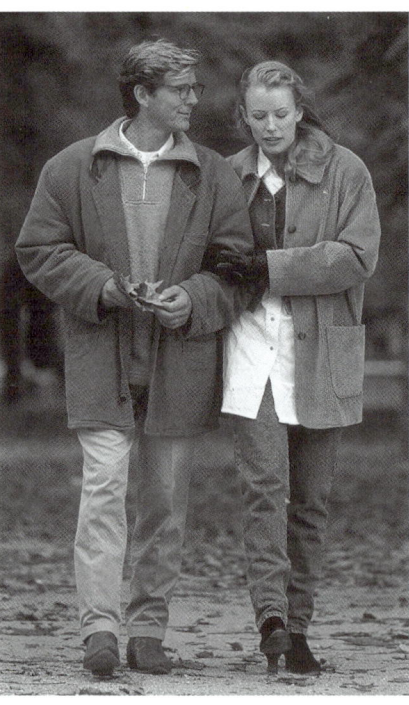

Die ersten vier Punkte bilden zusammen das so genannte *metabolische Syndrom*.

Die nicht beeinflussbaren Risikofaktoren, die auch **Risikofaktoren 2. Ordnung** genannt werden, stellen eine vergleichbare Gefahr für das Auftreten der KHK und des Herzinfarktes dar. Es handelt sich dabei um

● Alter
● Geschlecht
● Vererbung

Gegen diese Risiken können Sie leider nichts ausrichten. Doch kann die Erkrankungsgefahr gemindert werden, wenn Sie darauf achten, dass nicht zusätzlich beeinflussbare Risikofaktoren hinzukommen.

Monika-Studie
(Monitoring trends and determinants in cardiovascular disease)

Diese Studie wurde Anfang der 80er-Jahre von der Weltgesundheitsorganisation (WHO) angeregt und in verschiedenen Bevölkerungsgruppen weltweit durchgeführt. Sie hatte zum Ziel, die Einflussfaktoren auf das Herzinfarktrisiko bei Männern **und Frauen** zu erforschen. In einem Zeitraum von zehn Jahren wurden mittels eines Herzinfarktregisters die tödlichen und nicht tödlichen Herzinfarkte erfasst.
Aussagen:

- Für die *Region Augsburg* wurde festgestellt, dass der Herzinfarkt bei entsprechender Konstellation vom 20. Lebensjahr an auftreten kann.
- Bei Frauen steigt die Infarktanfälligkeit nach der Menopause an; bei Männern tritt der Herzinfarkt schon 15 Jahre früher auf.

- Auch nach dem 65. Lebensjahr erkranken mehr Männer als Frauen, jedoch sterben mehr Frauen.
- Frauen mit einem Herzinfarkt sind häufig allein stehend und kommen später als Männer in die Klinik.
- Zunächst unterscheidet sich der Krankheitsverlauf unwesentlich, jedoch ist bei Frauen die Langzeitsterblichkeit doppelt so hoch.
- Diabetische Männer und Frauen sind am meisten gefährdet. Frauen mit Diabetes haben gegenüber nichtdiabetischen Frauen ein sechsmal höheres Risiko, am Herzinfarkt zu sterben.

Langfristiges Ziel der Augsburger Studie ist die Erforschung frauenspezifischer Besonderheiten und die Verbesserung der Präventionsmaßnahmen.

Tipp: Lernen Sie Ihr persönliches Risikoprofil kennen und nehmen Sie mit Ihrem gesamten Lebensstil darauf Rücksicht.

Die nicht beeinflussbaren Risikofaktoren

Alter

Mit zunehmendem Alter nimmt die Gefahr der Arterioskleroseentwicklung zu. Anfangs bei Männern stärker ausgeprägt, gleichen sich bei Frauen die Alterungsprozesse der Arterien denen der Männer an. Was Sie bedenken müssen: Der Alterungsprozess setzt schon Jahrzehnte vor der tatsächlich spürbaren Erkrankung ein. Allerdings macht er sich dann noch nicht bemerkbar. Die Gefahr, an Herzinfarkt, Schlaganfall und Durchblutungsstörung der Beine zu erkranken, nimmt bei zusätzlichem Vorliegen von beeinflussbaren Risikofaktoren deutlich zu.

Geschlecht

Männer erleiden im Durchschnitt zehn bis fünfzehn Jahre früher als Frauen einen Herzinfarkt. Grund ist der Schutz durch das weibliche Geschlechts-

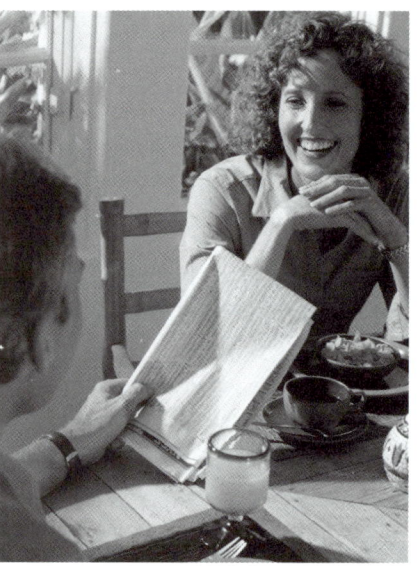

hormon Östrogen. Frauen sind daher bis zur Menopause nicht oder weniger stark infarktgefährdet. Dieser Östrogenschutz nimmt im Klimakterium drastisch ab, was sich in der zunehmenden Infarktgefährdung von Frauen zeigt.

Besonders für Frauen gab es in den letzten Jahrzehnten wichtige Veränderungen. Frauen, die

- die Antibabypille nehmen, beeinflussen damit auch ihren Fettstoffwechsel negativ und gefährden sich dadurch stärker;
- rauchen, senken ihren natürlichen Östrogenspiegel und verlieren früher, also bereits vor der Menopause, den Gefäßschutz.

Fazit: Immer mehr junge Frauen, die sowohl rauchen als auch die Pille nehmen, erleiden einen Herzinfarkt.

Vererbung

Schon immer gab es Familien, in denen es bereits in relativ jungen Jahren zu Herzinfarkten kam. Die Ursache hierfür wird in den Erbfaktoren vermutet. Zwar suchen Forscher schon lange nach einem speziellen Herzinfarkt-Gen, bislang jedoch ohne Erfolg. Stattdessen scheinen andere Merkmale ins Gewicht zu fallen, die familiär gehäuft auftreten und als Ursache für die vorzeitige degenerative Veränderung der Gefäße infrage kommen. Die Veranlagung zum Bluthochdruck, zu Diabetes mellitus oder zu Fettstoffwechselstörungen sind hier zu nennen. In solchen Fällen ist es besonders wichtig, die individuelle Risikokonstellation zu kennen und dafür zu sorgen, dass nicht zusätzlich beeinflussbare Risikofaktoren eine Rolle spielen. Mit medikamentöser Behandlung können die vererbten Risiken vermindert werden.

Die beeinflussbaren Risikofaktoren

Übergewicht

Die Ausbildung eines gefährlichen metabolischen Syndroms beginnt meist mit Übergewicht. Wann aber spricht man von Übergewicht? Klar ist, dass es sich hierbei um eine Vermehrung des Körperfettes über das Normalmaß hinaus handelt.

Als Normalgewicht gilt:
- bei Männern ein Fettanteil von 15–20 %
- bei Frauen ein Fettanteil von 25–30 %.

Die häufigste Ursache für übermäßiges Körperfett liegt in einer überhöhten Kalorienzufuhr. In den Industrieländern hat der Überfluss der letzten Jahrzehnte ganz wesentlich dazu beigetragen, dass immer mehr Menschen an Übergewicht leiden. Essen ist ein Spiegel der Kultur unserer Gesellschaft: Solange es schick ist, viel außer Haus zu essen, fällt es schwer, sich an kleinere und leichtere Mahlzeiten zu gewöhnen. Eine erhöhte Aufnahme von Fett- und Kochsalzmengen plus die zu hohe Kalorienzufuhr bringen eine erschreckende (Über-)Gewichtsbilanz hervor. Ärmere Länder weisen zumindest in ihrer Landesküche weniger gesundheitsschädigende Anteile auf. Übergewicht ist ein Gesundheitsrisiko, das nicht nur die koronare Herzkrankheit beziehungsweise den Herzinfarkt betrifft, sondern auch andere arteriosklerosebedingte Erkrankungen wie Schlaganfall und Durchblu-

Die richtige Berechnung Ihres Gewichts	

Aus der Vielzahl der Bestimmungmethoden hier einige Beispiele:

1. Der *Broca-Index* berechnet das Verhältnis von Körpergewicht und Körpergröße (Sollgewicht = Körpergröße minus 100 in Kilogramm)
2. Der individuellen Körperbeschaffenheit wird die Berechnung mittels *Body-Mass-Index* (BMI) eher gerecht.

$$\text{BMI} = \frac{\text{Körpergewicht}}{\text{Körpergröße im Quadrat}} = \text{kg/m}^2$$

Die Idealwerte des BMI

10–24 Jahre	19–24 kg/m²
25–34 Jahre	20–25 kg/m²
35–44 Jahre	21–26 kg/m²
45–54 Jahre	22–27 kg/m²
59–65 Jahre	23–28 kg/m²
über 65 Jahre	24–29 kg/m²

Fazit: Bei einem BMI von über 30 kg/m² liegt Übergewicht vor, das andere Risikofaktoren wie Bluthochdruck, Fettstoffwechselstörungen und Diabetes mellitus begünstigt.

tungsstörungen der Beinarterien (AVK) verursacht. Ferner werden die Gallensteinbildung und Tumoren des Magen-Darmkanals begünstigt.

Bei Frauen werden diese Auswirkungen häufiger als bei Männern beobachtet. Auch die Adipositas (Fettsucht) im Kindesalter hat im letzten Jahrzehnt zugenommen, wie aus den Ergebnissen der Einschulungsuntersuchungen hervorgeht. Daher ist eine breit angelegte Aufklärung über eine gesunde Lebensweise im Kindesalter absolut notwendig. Der Nutzen zeigt sich in einer wirklich früh beginnenden Arterioskleroseprophylaxe in den folgenden Generationen.

Birne oder Apfel?

Die Fettverteilung bei Adipositas spielt für die Risikokonstellation besonders bei Frauen eine Rolle. Als *Apfelform* (androide Fettverteilung) wird die Fettansammlung im Bauchbereich bezeichnet. Die *Birnenform* (gynoide Fettverteilung) ist die Umschreibung jener Fettpolster, die sich im Bereich der Hüfte und des Oberschenkels bilden. Das größere Risiko für die Gesundheit stellt die Bauchfettentstehung – die Apfelform – dar.

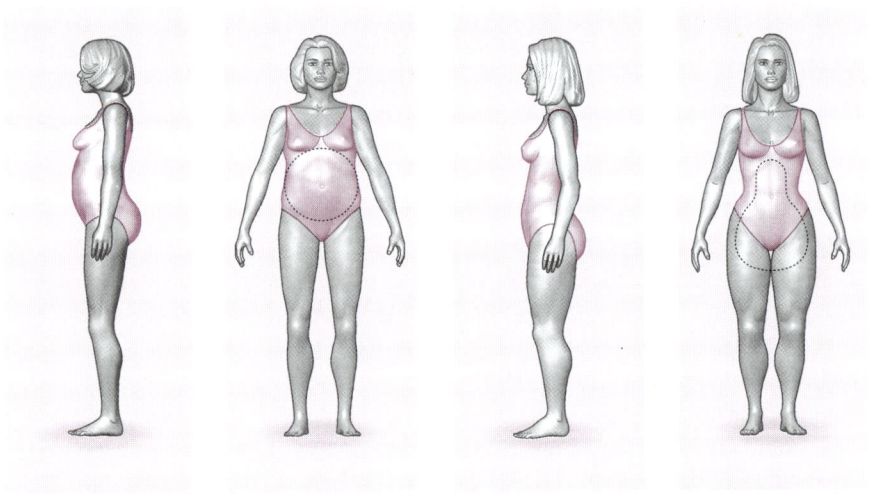

Apfelform von der Seite und von vorne   Birnenform von der Seite und von vorne

Was der Umfang Ihrer Taille verrät

Der Taillen/Hüftumfang-Quotient (*WHR = weist to hip ratio*) dient ebenfalls der Risikobeurteilung des Gewichts. Er bezieht sich auf den Körperumfang zwischen Rippen und Beckenkamm sowie den Umfang im Be-

HERS-Studie

In der HERS-Studie wurde der *Effekt der Hormontherapie bei Frauen* untersucht. Ergebnisse:

- Bei Frauen, die bereits einen Herzinfarkt hatten oder eine KHK ausgebildet haben, zeigte die Hormontherapie keinen positiven Einfluss auf das Herzinfarktrisiko.
- Allerdings zeigte sich eine günstige Beeinflussung der Blutfette, obwohl zugleich eine Zunahme der Triglyceride im Blut festgestellt wurde.
- Die verabreichten Östrogene wurden aus Stutenharn gewonnen und hatten offensichtlich nicht die gleiche Wirkung wie körpereigene Östrogene.
- Gleichzeitig hatte in der vierjährigen Behandlungszeit die Thromboseneigung und die Rate an Gallenblasenerkrankungen zugenommen.
- Ferner verdichten sich Hinweise, dass bei jahrelanger Hormonersatztherapie die Brustkrebsrate um 30 % ansteigt.

Die aus der Studie abzuleitende Empfehlung ist, dass einer Hormonersatztherapie bei Frauen eine genaue Anamnese und Abklärung der genetischen Voraussetzung vorausgehen muss.

Fazit: Beschwerden der Wechseljahre und Osteoporose werden zwar günstig beeinflusst, aber eine Prävention des Herzinfarktes konnte durch Hormonbehandlungen nicht nachgewiesen werden.

reich des Trochanter major (also am oberen Ende des Oberschenkels) und wird im Stehen gemessen. Der daraus ermittelte Quotient bestimmt das Risiko zur Entwicklung einer Arteriosklerose.
Ein erhöhtes Risiko lässt sich feststellen, wenn
- Frauen einen WHR > 0,85 und
- Männer einen WHR > 1,00 aufweisen.

Bluthochdruck (Hypertonie)

Dauerhaft erhöhter Blutdruck ist eines der Hauptrisiken für die Blutgefäße, das Herz, das Gehirn und die Nieren. Hochdruck kann durch organische Ursachen wie Nierenerkrankungen oder Erkrankungen der hormonbildenden Drüsen begründet sein. Am häufigsten aber tritt ein so genannter *essenzieller* Hochdruck auf, der meist von mehreren Faktoren ausgelöst wird. Sehr oft sind Hypertoniker auch übergewichtig. Allerdings kann eine essenzielle Hypertonie auch bei Personen mit Normalgewicht auftreten.
Das Fatale daran ist, dass Bluthochdruck keine Beschwerden verursacht. Somit fehlt ein wichtiger Mechanismus zur Früherkennung. Die Folge ist, dass er meist erst registriert wird, wenn sich bereits Folgeerkrankungen ausgebildet haben.

Normale und erhöhte Blutdruckwerte (mmHg)		
	oberer Wert (systolisch)	unterer Wert (diastolisch)
optimaler Blutdruck	unter 120	unter 80
normaler Blutdruck	unter 130	unter 85
hochnormaler Blutdruck	130–139	85–89
Grad 1: leicher Bluthochdruck	140–159	90–99
Grad 2: mittelschwerer Bluthochdruck	160–179	100–109
Grad 3: schwerer Bluthochdruck	über 180	über 110
isolierter systolischer Bluthochdruck	über 140	unter 90

Der kritische Wert für eine medikamentöse Behandlung wird mit Blutdruckwerten von über 140 mm Hg systolisch und 90 mm Hg diastolisch angegeben, sofern diese Werte in mehrfachen Messungen bestätigt wurden.

Tipp: Ihren Blutdruck können Sie auch zu Hause regelmäßig überprüfen. Pulsmessgeräte sind heute in vielen Geschäften erhältlich. Tragen Sie Ihre Werte in ein kleines Heft ein und vermerken Sie eventuell kurz, welche Belastung der Messung vorausging. Bei Ihrem nächsten Arztbesuch lassen Sie sich Ihre Aufzeichnungen vom Arzt beurteilen sowie eventuelle Empfehlungen geben.
Wenn Sie die Antibabypille oder sonstige hormonelle Verhütungsmittel (Spirale mit Hormonen) nehmen, sollten Sie ebenfalls öfter mal Ihren Blutdruck kontrollieren!

Diabetes mellitus

Eine diabetische Stoffwechsellage stellt ein erhebliches Risiko für die Entstehung der KHK und des Herzinfarktes dar. Umso bedrohlicher wirken dann auch Veröffentlichungen darüber, dass die Zahl an Diabetes-Erkrankungen in den Industrieländern weiterhin dramatisch ansteigt. Die jüngsten bevölkerungsstatistischen Stichproben gehen von einer Diabetesprävalenz von 8,2 % aus – auch hier steigende Tendenz! Wenn in Ihrer Familie gehäuft Diabetesfälle bislang aufgetreten sind, lassen Sie sich von Ihrem Hausarzt nicht nur auf Herz und Nieren überprüfen, sondern auch auf Ihre Blutzuckersituation.

Diabetes mellitus vom Typ 1
Beim Diabetes-mellitus-Typ 1 handelt es sich eine Autoimmunerkrankung, die meist nach Ablauf einer Viruserkrankung (zum Beispiel einer Grippe)

auftritt. Dabei wird durch körpereigene Antikörper das insulinproduzierende Gewebe der Bauchspeicheldrüsen zerstört. In sehr kurzer Zeit kann kein eigenes Insulin mehr gebildet werden; der Betroffene wird nach einer kurzen und heftigen Erkrankungsphase lebenslang insulinpflichtig. Betroffen sind überwiegend Kinder, Jugendliche und Erwachsene bis 35. Aber auch im höheren Alter kann ein Typ-1-Diabetes auftreten. Forschung und Pharmazie, aber auch hervorragende Schulungskonzepte, die bei den zum Teil schon im Kleinkindalter Erkrankten Anwendung finden, machten den Diabetes zu einer beherrschbaren Stoffwechselentgleisung. Mit der richtigen Einstellung – und das schließt die persönliche neben der medikamentösen ein – kann die Lebensqualität eines Stoffwechselgesunden erreicht werden. Ziel aller Bemühungen ist, die gefürchteten Folgeerkrankungen möglichst zu vermeiden oder in ein höheres Alter zu verschieben.

Da der Typ-1-Diabetes überwiegend bei Jugendlichen und jungen Erwachsenen auftritt, soll an dieser Stelle noch einmal deutlich auf die besondere Bedeutung für Frauen hingewiesen werden: Wenn Frauen einen Typ-1-Diabetes entwickelt haben und die Antibabypille nehmen, verstärkt sich das Risiko einer Herzerkrankung, da Bluthochdruck und Fettstoffwechselstörungen dadurch begünstigt werden. Hier gilt es, besonders engmaschige Kontrollen beim Arzt durchzuführen, damit Sie einerseits zuverlässig verhüten können, anderseits Ihren Körper aber nicht zusätzlich belasten.

Diabetes mellitus vom Typ 2
Ganz anders ist die Ausgangslage beim Diabetes-mellitus-Typ 2. Nicht ohne Grund wird diese Stoffwechselerkrankung als eine typische Wohlstandserkrankung angesehen, obwohl genetische Faktoren auch eine Rolle spielen. Hier kommt es nicht wie beim Typ 1 zum Erlöschen der Insulinproduktion, sondern die Andockstellen des Insulins (Insulinrezeptoren) im gesamten Körper werden zunehmend unempfindlich für das körpereigene Insulin. Gleichzeitige Überernährung führt schließlich zur totalen Erschöpfung des Systems.

Diese Vorgänge laufen über Jahre ab, was bedeutet, dass sich Beschwerden schleichend einstellen und erst sehr spät als solche wahrgenommen werden. Die Folge: Bereits lange vor der Diabetes-Diagnose schädigt der zu hohe Blutzucker die Organe und die Gefäße. Krankheiten können sich entwickeln und gesundheitliche Probleme aufwerfen, bevor der erhöhte Blutzucker bemerkt wird. Darum gilt besonders auch für den Typ-2-Diabetes: Die Chance auf ein möglichst uneingeschränktes Leben liegt in der konsequenten Einstellung des Blutzuckers, einer guten Behandlung beim Arzt,

der angepassten Ernährung und einer auf die Krankheit ausgerichteten Lebensführung. Wird die Blutzuckererhöhung frühzeitig festgestellt, reicht oft eine Diät zur Regulierung aus. Da jedoch häufig auch erhebliches Übergewicht vorliegt und Hochdruck sowie Fettstoffwechselstörungen hinzukommen, reicht manchmal selbst eine ergänzende Medikation nicht aus. Dann wird auch der Typ-2-Diabetiker insulinpflichtig.

Das Risiko für die Ausbildung von Herzerkrankungen liegt bei *Frauen* mit Typ-2-Diabetes um das Fünf- bis Sechsfache über dem Risiko von Gesunden. Bei Männern ist das Risiko nur um das Zwei- bis Dreifache erhöht.

Das sollten Sie ernst nehmen: Warum eine Zuckerkrankheit
bei Frauen besondere Aufmerksamkeit verlangt
Der erhöhte Blutzucker führt zu einer Senkung des natürlichen Östrogenspiegels und schaltet so diesen Schutzfaktor für das Herz aus. Auch verläuft die Infarkterkrankung bei Frauen schwerer und wird seltener überlebt als bei diabetischen Männern. Durch die allgemeine Entwicklung einer Nervenunempfindlichkeit (Neuropathie) haben diabetische Männer und Frauen Defizite in der Schmerzempfindung. Infarkte verlaufen daher häufig stumm und zwar bei Frauen häufiger als bei Männern. Übergewichtige, adipöse Diabetikerinnen mit Hochdruck und Lipidstörung stellen die große Klientel der Patienten mit dem metabolischen Syndrom dar.

Fazit: Vergessen Sie auf keinen Fall, dass es von einer konsequenten Blutzuckereinstellung und der Höhe des HbA$_{1c}$ (wichtiger Laborwert) abhängt, ob und wie schnell sich Erkrankungen der Arterien (Mikro- oder Makroangiopathien), Erkrankungen wie Herzinfarkt, Schlaganfall, periphere Durchblutungsstörungen, Neuropathie und Netzhautveränderung einstellen!

Ihre Behandlungsziele bei Diabetes		
	Diabetes Typ 1	**Diabetes Typ 2**
Nüchternblutzuckerwerte	80–120 mg/dl (4,4–6,7 mmol/l)	unter 120–140 mg/dl (6,7–7,8 mmol/l)
2 Stunden nach der Mahlzeit	unter 140–160 mg/dl (7,8–8,9 mmol/l)	unter 160–180 mg/dl (8,9–10 mmol/l)
HbA$_{1c}$-Wert	unter 7 %	unter 7 %

Fettstoffwechselstörungen

Die Ernährung ist eine der Voraussetzungen für ein aktives Leben. Allerdings kann man dabei einiges falsch machen. Die Frage *„Wie gesund ist das, was ich esse?"* steht dabei im Zentrum des Interesses. Sie können wesentlich leichter mit den Möglichkeiten der Ernährung jonglieren, wenn Sie wissen, worauf es ankommt.

Eine Gruppe lebenswichtiger Nährstoffe sind die Fette. Ihr realer Wert ist besser, als gemeinhin angenommen wird. Sie stellen dem Körper Energie zur Verfügung und bilden Reserven für schlechtere Zeiten. Diese Fettpolster wiederum bieten zusätzlich Schutz vor Verletzung und Kälte. Alles in allem sind Fette also besser als ihr Ruf.

Cholesterin: Risikomarker für Arteriosklerose

Ein lebensnotwendiger Fettstoff ist zum Beispiel das Cholesterin. Es ist Baustein der Zellwände und fördert über die Gallesalze Ihre Verdauung. Auch Hormone und das Vitamin D wären ohne Cholesterin nicht synthetisierbar. Doch Cholesterin ist nicht einfach nur *ein* Fett. Es besteht aus mindestens zwei Fraktionen, dem „schlechten Cholesterin" (VLDL = Very Low Density Lipoid und LDL = Low Density Lipoid) und dem „guten Cholesterin" (HDL = High Density Lipoid).

Die Wirkung von schlechtem Cholesterin (VLDL + LDL)

Wenn das schlechte Cholesterin im Blut erhöht ist, lagert es sich an den Arterienwänden ab und bildet die Grundlage für Plaques.

Die Wirkung von gutem Cholesterin (HDL)

Gutes Cholesterin löst Plaques aus den Arterienwänden. Die Stoffe gelangen dann zur Leber zurück, wo sie abgebaut werden können. Übrigens besitzen vor allem jüngere Frauen mit einem höheren Cholesterinspiegel erhöhte Werte dieses schützenden Cholesterins.

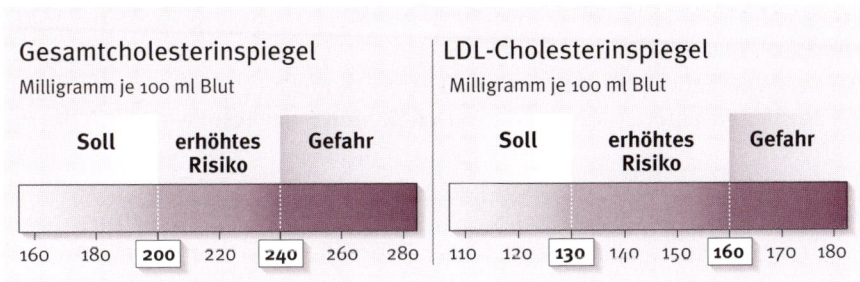

Gesamtcholesterinspiegel
Milligramm je 100 ml Blut

Soll · erhöhtes Risiko · Gefahr

160 180 **200** 220 **240** 260 280

LDL-Cholesterinspiegel
Milligramm je 100 ml Blut

Soll · erhöhtes Risiko · Gefahr

110 120 **130** 140 150 **160** 170 180

Das bedeutet, dass bei einer Gesamterhöhung des Cholesterins unbedingt auf die Fraktionen HDL und VLDL/LDL geachtet werden muss. Erbringt das Ergebnis einen hohen HDL-Wert, dann herzlichen Glückwunsch! Zeigt sich dagegen ein hoher VLDL/LDL-Wert, so besteht ein erhöhtes Risiko für die Ausbildung von Gefäßablagerungen. Aussagekräftig für das Arteriosklerose und Herzinfarktrisiko ist vor allem das Verhältnis Gesamtcholesterin zu HDL-Cholesterin: liegt der Quotient über fünf, so besteht erhöhte Erkrankungsgefahr.

Die Ursache für erhöhte Cholesterinwerte ist in der Mehrzahl der Fälle die Zufuhr von Fetten mit der Nahrung. Allerdings kennt man vierzehn verschiedene, erblich bedingte Stoffwechselstörungen, die ebenfalls ein erhöhtes Gefäßrisiko verursachen. Wenn diese ausgeschlossen werden können, gibt es zwei Wege, etwas für die Herzgesundheit zu tun:
- Eine vollwertige, fettarme und ausgewogene Ernährung. (Tipps hierzu finden Sie ab Seite 72.)
- Sorgen Sie für mehr Bewegung, denn das erhöht die HDL-Traktion. (Anleitung geben wir Ihnen ab Seite 83.)

Triglyceride
Triglyceride sind eine weitere Lipidfraktion, der zur Beurteilung des Arterioskleroserisikos Bedeutung beigemessen wird. Sie spielen übrigens auch eine Rolle bei der Entzündung der Bauchspeicheldrüse (Pankreatitis).. Erhöhte Triglyceridwerte werden meist durch eine unausgewogene Ernährung wie zum Beispiel übermäßige Kohlenhydrat- oder Fettzufuhr und übermäßigen Alkoholkonsum verursacht. Auch sekundäre Ursachen wie Übergewicht, Diabetes mellitus, Unterfunktion der Schilddrüse und Medikamente wie Kontrazeptiva und Diuretika spielen eine Rolle. Die Triglyceride bilden mit den Cholesterinen ein gemeinsames Transportsystem für die im Blutstrom befindlichen Energielieferanten.
Wird bei Ihnen nur eine Triglyceriderhöhung, eine so genannte Hypertriglyceridämie diagnostiziert, so stellt dies einen eher untergeordneten Risikofaktor dar. Nicht unerwähnt bleiben sollte, dass es auch erbliche Formen der Triclyceridämie gibt, bei denen extrem hohe Werte auftreten können. Bei Vorliegen einer solchen Besonderheit steigt das Risiko einer Arteriosklerose.

Apolipoproteine
Nach neuen wissenschaftlichen Untersuchungen sind über zehn verschiedene Apolipoproteine beschreibbar. Für Lipiduntersuchungen zur Risiko-

beurteilung werden das Apolipoprotein B-100 und das Apolipoprotein A1 herangezogen. Auch diese Lipide sind für das Transportsystem der Energiestoffe wichtig. Für die Beurteilung des Gefäßrisikos werden Quotienten aus den beiden Fraktionen gebildet.

Lipoprotein (a)
Ein weiterer großer Feind der Arterienwände ist das Lipoprotein (a). Sein Vorkommen bleibt lebenslang etwa gleich hoch, da es genetisch bestimmt ist. Und bislang konnte keine nennenswerte Auswirkung durch Diät oder Medikamente festgestellt werden. Lp (a) stellt einen isolierten Risikofaktor dar, der erst vor etwa 35 Jahren isoliert wurde. Personen mit erhöhtem Lp (a) ist zu raten, beeinflussbare Risikofaktoren zu senken, um das Gesamtrisiko zu mindern. Bei einem Wert von über 30 mg/dl im Blut besteht ein hohes Gefäßrisiko.

Homozystein
Diese Aminosäure aus dem Methioninstoffwechsel nimmt in der Laboruntersuchung des Gefäß- und Herzinfarktrisikos eine wichtige Position ein. Ihr Vorhandensein ist ebenfalls erblich bedingt und stellt durch ein Zusammenspiel mit erhöhtem LDL und Lp(a) einen erhöhten Risikofaktor für Gefäßablagerungen dar. Eine medikamentöse Senkung ist möglich. Vitamin B6, Vitamin B12 und Folsäure sind wirksam.

Info: Homozysteinwerte im Blut von über 15 mmol pro Liter verursachen ein kardiovaskuläres Risiko.

Das North Karelia Project

Weil es in der Region Nordkarelien im Nordosten Russlands in den 60er- und 70er-Jahren die wohl höchste Herzinfarkt- und Todesrate der Welt gab, wurde 1969 dieses Projekt begonnen. Ziel war eine Änderung der traditionellen Ernährungsgewohnheiten der Bevölkerung. Nur noch Pflanzenöle mit mehrfach ungesättigten Fettsäuren sollten Verwendung finden sowie Magermilch statt Vollmilch und Margarine für Butter. Die Lebensmittel wurden in den Läden entsprechend markiert. Begleitend fand eine intensive Öffentlichkeitsarbeit statt. Es gelang, in Nordkarelien die Todesrate zwischen 1969 und 1995 um 73 % zu senken.

Diese Studie konnte beeindruckend nachweisen, wie eng das Herzinfarktrisiko mit einem erhöhten Cholesterinspiegel und fettreicher Ernährung zusammenhängt.

Fibrinogen

Das Glykoprotein Fibrinogen ist ein löslicher Eiweißkörper, der als Blutgerinnungsfaktor die Fließeigenschaft des Blutes (Viskosität) beeinflusst. Bei einem hohen Wert wird die Bildung von Blutgerinnseln und Thromben begünstigt. Entzündungsvorgänge im Körper können die Fibrinogenmenge im Blut erhöhen, daher bezeichnet man diesen Gerinnungsfaktor auch als Akutphaseprotein. Ob Fibrinogen als Risikofaktor gesehen werden muss, wird in der Fachwelt zur Zeit noch diskutiert. Der Fibrinogen-Normalwert von 350 mg/dl sollte jedoch nicht überstiegen werden.

Untersuchung der Blutwerte

Wenn Sie eine umfassende Risikobeurteilung Ihres Fettstoffwechsels und der Blutwerte erstellen lassen wollen, ist die Bestimmung folgender Parameter zu empfehlen:

(Die allgemein bekannte Typisierung der Fettstoffwechselstörungen nach D. S. Fredrickson hat bis heute Gültigkeit und kann zur Risikobeurteilung beitragen.)

Lipiddiagnostik Blut	
	günstiger Wert (mg/dl)
Gesamtcholesterin	200
LDL-Cholesterin	< 170
HDL-Cholesterin	> 30
Triglyceride	< 170
Apolipoprotein A1	< 215
Apolipoprotein B-100	< 155
Lipoprotein (a)	< 30
Homozystein	< 15
Fibrinogen	< 350

Rauchen – ab heute gehört das am besten zu Ihrer Vergangenheit!

Zu diesem Thema wurden bereits unzählige Bücher, Artikel, Sendungen und Aufrufe verfasst. Eigentlich ist zum umfassenden Risiko des Rauchens längst alles gesagt. Dass immer noch täglich Milliarden mit dem Zigarettenverkauf umgesetzt werden, liegt sicherlich auch an den erfolgreichen Werbestrategien der Zigarettenindustrie. Doch diese muss ja zumindest in den USA seit einiger Zeit mit hohen Schadensersatzklagen rechnen, weil Menschen mithilfe von Slogans getäuscht und in die Krankheit, ja sogar den Tod geschickt werden.

Hier deshalb nur einige wenige Details, als Erinnerung:

- Das Zigarettenrauchen ist ein Risikofaktor von großer Bedeutung für Herz und Gefäße. Eindeutig erwiesen ist die Schädigung der Arterienwände durch Kohlenmonoxid, da es die Plaquebildung beschleunigt.
- Die Inhaltsstoffe der Zigaretten wirken in der Lunge krebserregend.
- Zahlreiche andere Organe werden schwer geschädigt.
- Der Sauerstofftransport wird durch Kohlenmonoxid verschlechtert. Für das Herz besteht in doppelter Hinsicht Gefahr.

Die koronare Herzkrankheit, die periphere arterielle Durchblutungsstörung, chronische Bronchitis und Lungenkrebs können eindeutig durch
Rauchen ausgelöst werden. Dennoch ist es oft erst der Leidensdruck durch
solche Erkrankungen, der zur Aufgabe der Rauchsucht führt. Bei uns *Frau-
en* wirkt sich der Risikofaktor Rauchen noch viel negativer aus als bei Männern. Trotzdem rauchen immer mehr und auch jüngere Frauen. Gerade darin liegt aber eine besondere Gefahr: Denn der normalerweise bis zur
Menopause vorhandene Östrogenschutz gegen arteriosklerotische Erkrankungen wird durch das Rauchen deutlich vermindert. Hinzu kommt, dass
viele rauchende Frauen die Antibabypille nehmen und diese die Blutfettwerte negativ verändert, indem sie das gefährliche LDL im Blut ansteigen
lässt. Liegen dazu noch genetische Faktoren vor, so sind diese Frauen stark
gefährdet. Die dramatische Folge: Immer mehr und jüngere Frauen erleiden einen Herzinfarkt.

Fazit: Studien haben ergeben, dass sich Rauchen bei Frauen etwa vier-
mal schädlicher auswirkt als bei Männern!

Von einer Gewohnheit oder Sucht (Sucht-Test auf Seite 121) loszukommen, bedarf einer ganz persönlichen Entscheidung. Dabei helfen verschiedene Strategien. Wichtigste Voraussetzung: Ein eiserner Wille, den nur Sie
selbst aufbringen können. In einer Gruppe mit Personen gleicher Absicht
gelingt ein Entzug leichter. Ersatzhandlungen wie Sport sind ebenso hilfreich wie Entspannungsübungen, Nikotinkaugummi, Hypnose und Akupunktur. Auch nach einem Entzug besteht das entstandene Gesundheitsrisiko über lange Zeit weiter. Bis zu zehn Jahre dauert es zum Beispiel, um
das Risiko, eine Lungenerkrankung zu bekommen, wieder auf das eines
Nichtrauchers zu senken. Dennoch ist es nie zu spät aufzuhören!

Alkohol – ist er nun vorbeugend oder schädlich?
Verwirrende Medienberichte: Mal heißt es: „Ein Gläschen in Ehren kann
niemand verwehren", ein anderes Mal wird vor Alkohol lautstark gewarnt.
Die Wahrheit liegt wie so oft dazwischen: Alkohol ist ein Genussmittel, welches keine negativen Auswirkungen hat, wenn es in Maßen genossen wird.
Zu einer guten Mahlzeit oder in geselliger Runde ist Alkohol in vernünf-
tigen Mengen fast unverzichtbar. Wenig Alkohol führt abgesehen vom Genuss sogar zu einer Anhebung des guten Cholesterins HDL. Dieses kann
einen Schutz gegen den Herzinfarkt darstellen.
Bei übermäßigem Genuss allerdings treten massive Schädigungen auf, die
nicht nur den Magen-Darm-Trakt betreffen, sondern auch die Leber, den

Herzmuskel und die Nerven. *Frauen* vertragen durch eine hormonell bedingte Enzymkonstellation in der Leber weniger Alkohol als Männer. Besonders die gefürchtete alkoholische Kardiomyopathie, eine spezielle Herzmuskelerkrankung, verläuft bei Frauen schwerer. Bei einer gezielten Beratung zur Veränderung des Lebensstils sind Hinweise auf die Auswirkungen des Alkoholkonsums unumgänglich.

Häufig ist der Alkoholkonsum auch der Grund für Übergewicht, welches am Beginn eines metabolischen Syndroms (Seite 32) stehen kann.

Stress

Viele Menschen nehmen an, dass Stress der ausschlaggebende Faktor für das Auftreten eines Herzinfarktes sei. Wissenschaftliche Untersuchungen konnten nachweisen, dass Stress allein jedoch kaum ein Risiko darstellt. Wohl aber führen Stresssituationen deutlich zur Zunahme von Infarkten, wenn gleichzeitig weitere Risikofaktoren vorliegen. Die Tatsache, dass Hausfrauen im Allgemeinen stärker infarktgefährdet sind als berufstätige Frauen, unterstreicht dies. Es wird angenommen, dass Hausfrauen ihren Stress weniger gut abbauen können. Auch gelten Menschen, die emotional aufbrausend reagieren, als stärker gefährdet. Solange das Herz-Kreislauf-System gesund ist, spielt das Temperament jedoch keine gravierende Rolle.

Was genau ist Stress?

Wir unterscheiden zwischen dem gesunden, lebenswichtigen Stress und einem krankmachenden Stress. *Eu-Stress* – der gesunde Stress – ist erforderlich, um den Körper in einen Spannungszustand zu versetzen, der es uns möglich macht, den alltäglichen Anforderungen gerecht zu werden. Die im Körper gebildeten Stresshormone steigern Herztätigkeit, Stoffwechsel und Blutdruck, wodurch eine unspezifische Leistungsbereitschaft entsteht. Dieser sinnvolle Mechanismus ermöglichte es beispielsweise den Menschen der Frühzeit, bei Gefahr schnell zu fliehen (Fluchtreflex).

Wird eine solche Leistungsbereitschaft erzeugt, ohne dass sie durch Aktivität abgebaut wird, so sprechen wir von *Dis-Stress.* Das bedeutet, dass der Körper auf Flucht eingestellt ist, aber keine Möglichkeit dazu besteht. Eventuell ist gar nicht klar, wohin oder wovor man flüchten möchte. Diese Form von Stress macht krank, denn die Ankurbelung der Körperfunktionen ist paradox: Sie wird nicht wirklich gebraucht und auch nicht abgebaut. In solchen Fällen muss ein Weg gefunden werden, um einen Spannungsausgleich zu finden.

Stress ist ein schwer messbares Phänomen. Das Problem beim unguten Stress besteht darin, dass die Stresshormone im Körper nicht schnell genug abgebaut werden können. Das bedeutet, dass die sehr wirksamen Hormone längere Zeit in Ihrem Blut kreisen und auf alles einwirken: die Gefäße, die Organe, die Gewebe. Wer regelmäßig Stress ausgesetzt ist, riskiert, dass Blutdruck, Blutzucker und die Blutfettwerte ansteigen. Die Häufigkeit von Blutgerinnseln erhöht sich. Oft ist eine plötzliche Stresssituation der letzte Tropfen, der das Risikofass für einen Herzinfarkt überlaufen lässt. Besonders ein heftiger Streit kann durch eine starke Blutdruckerhöhung wie eine Explosion wirken und Plaques zum Einreißen bringen.

Gegen Stress helfen eine bewusste, ausgeglichene Lebensführung, Ausgleichs- und Ausdauersport und eine Vielzahl von Entspannungstechniken wie autogenes Training, progressive Muskelentspannung, Atemübungen, Bäder und Meditation. Bei enormer Stressbelastung kann eine Ausnahmesituation entstehen, die durch Gespräche mit wohlmeinenden Mitmenschen oder Experten wie Ärzten, Therapeuten oder Psychologen gelöst werden muss. (Einige Vorschläge für Entspannungsübungen im Alltag finden Sie ab Seite 102.)

Fazit: Ob Frauen tatsächlich mehr unter Dis-Stress leiden, kann nicht genau ermittelt werden, obwohl dieser Verdacht häufig geäußert wird. Erziehung, Temperament und Umfeld wirken sich sicher bei beiden Geschlechtern ähnlich aus.

Bewegungsmangel – Mangel an Bewegungsreizen?

Natürlich können Sie in Ihrem Büroalltag nicht ständig im Vorzimmer auf und ab laufen. Aber es gibt auch im normalen Tagesablauf immer wieder Momente, in denen Sie eine kleine Fitnesseinheit absolvieren können: Treppenlaufen statt Fahrstuhlfahren zum Beispiel. Dass Bewegung wichtig für einen gesunden Kreislauf ist, können mittlerweile auch Studien belegen. Denn auch, wenn sonst keine Risikofaktoren

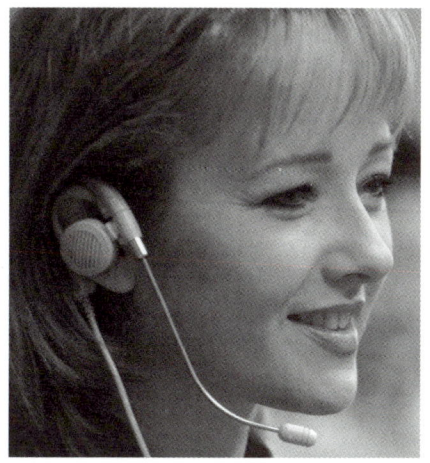

Nutzen Sie jede Gelegenheit, sich zu bewegen – zum Beispiel mit einem Headset anstelle eines herkömmlichen Telefons!

vorliegen, kann dauerhafter Bewegungsmangel nicht nur zu Gewichtszunahme und einer verminderten Ökonomie des Herz-Kreislauf-Systems führen, sondern auch zu einem Absinken des wichtigen HDL (s. Seite 41) und damit einem Nachlassen seiner Schutzwirkung.

Daher: Jeder Schritt lohnt sich! Wenn Sie bereits eine Herz-Kreislauf-Erkrankung haben, können Sie nach Absprache mit Ihrem Arzt an einem speziellen Sportprogramm („Herzsportgruppe") teilnehmen. Lesen Sie darüber ab Seite 83 mehr.

Typisch weibliche Risikofaktoren

Sind Frauen für Herzerkrankungen empfänglicher als Männer? So einfach und pauschal lässt sich diese Frage nicht beantworten. Sicher ist:

- Frauen reagieren in vieler Hinsicht anders als Männer. Stresssituationen stehen sie häufig machtloser gegenüber; sie reagieren emotional schneller und heftiger. Seelische Belastungen nehmen sich Frauen durchweg mehr zu Herzen.
- Psychische Störungen werden bei Frauen häufiger beobachtet als bei Männern.
- Auch Herzneurosen treten bei Frauen öfter auf als bei Männern.
- Der weibliche Hormonzyklus lässt Frauen in den einzelnen Phasen unterschiedlich reagieren. In der prämenstruellen Phase sind sie psychisch meist weniger belastbar.

Aber wie sehen eigentlich Frauen das Herzrisiko für sich selbst?

Frauen unterschätzen ihr Risiko!

Untersuchungen aus den USA bestätigen, dass Frauen nicht mit einem Herzinfarkt rechnen. Viel mehr Angst haben Frauen vor der Erkrankung an Brustkrebs: Die Risikoselbsteinschätzung für Brustkrebs liegt bei 34 %. In Wirklichkeit erkranken nur 4 % daran. Gleichzeitig glaubten 20 % der befragten 1092 Frauen aller Altersgruppen, dass sie einen Herzinfarkt erleiden würden. Es erkranken jedoch 40 % der Frauen daran.

Das Risiko für Frauen ist auch in Europa deutlich zu erkennen. 48 % der Frauen über 50 sind übergewichtig, 44 % der Frauen zwischen 15 und 49 sind Raucherinnen. Nur jede zweite Frau kennt ihre Blutfettwerte und den Blutdruck. (Spectra Institut, Linz)

Die „Pille" – ein Segen, aber nicht nur …

Die hormonelle Antikonzeption – die wohl am häufigsten angewandte Verhütungsmethode – gleicht die für viele der psychischen Schwankungen im Monatszyklus verantwortlichen Hormonunterschiede bis zu einem gewissen Grade aus. Doch in vielen Fällen muss eine Gewichtszunahme oder ein Ansteigen des ungünstigen LDL in Kauf genommen werden. Das kann zu einem nicht unerheblichen Risiko für Ihre Herzgesundheit werden. Wenn Sie außerdem rauchen, legen Sie gleich noch ein paar Risikopunkte zu. Der Grund: Durch das Rauchen wird der natürliche Östrogenspiegel zusätzlich gesenkt. Ein Phänomen, das zunächst in den USA bemerkt wurde, als immer häufiger jüngere Frauen an einem Herzinfarkt erkrankten. Bei der Analyse ihrer Lebensweise realisierten die Forscher schnell den Zusammenhang zwischen Rauchen, Pille und dem Herz- und Gefäßrisiko. Weitere Risikopunkte sind: Übergewicht und Bewegungsmangel.

Von Vorteil: Der Hormonschutz der Frau

Frauen haben durch ihren Hormonspiegel, besonders durch das Östrogen, einen natürlichen Schutz gegen arteriosklerotische Gefäßerkrankungen. In der Menopause geht der Östrogenschutz allmählich verloren, womit sich die Gefäßveränderungen denen der Männer angleichen. Bei Männern setzen sie etwa 15 Jahre früher ein. Nach der Menopause haben Frauen keinen Hormonbonus mehr. Von diesem Zeitpunkt an sind sie genauso wie Männer dem Risiko für Herzinfarkte, Schlaganfälle und periphere Durchblutungsstörungen ausgesetzt.

Entwaffnete Frauen: Kampfansage!
Der natürliche Hormonschutzschild besteht durch die Kombination von Pille und Rauchen nicht mehr.

Die Hormonwirkung der „Pille" ist zu vielfältig, als dass sie tatsächlich isoliert die Empfängnis verhüten würde. Sie schlägt sich durch eine Anhebung des „schlechten Cholesterins" LDL auf das Gefäßsystem nieder. Doch damit nicht genug: Mit der Einnahme der Pille ist auch eine erhöhte Thrombosegefahr verbunden. Bei zahlreichen Nutzerinnen wird auch eine Blutdrucksteigerung festgestellt. Deshalb ist bei der Verordnung einer hormonellen Antikonzeption Aufklärung über Risikofaktoren unbedingt erforderlich, insbesondere bei Vorliegen von Krampfadern oder einer genetischen Disposition für Gefäßerkrankungen.

Auch die anderen Risikofaktoren wie Übergewicht, Bluthochdruck, Diabetes mellitus, Fettstoffwechselstörungen und Bewegungsmangel schlagen bei Frauen negativer zu Buche als bei Männern. Frauen erkranken schwerer am Herzinfarkt und überleben den Infarkt seltener als Männer.

Unsere Extra-Tipps für Frauen
1. Rauchen aufgeben
2. Idealgewicht anstreben
3. Körperliche Bewegung aufnehmen oder steigern
4. Bluthochdruck senken
5. Cholesterinspiegel senken
6. Zuckerstoffwechsel regulieren

Hormonersatztherapie nach der Menopause

Seit Jahren ein beliebtes Diskussionsthema der Experten: Ist der Ersatz von weiblichen Hormonen nach der Menopause von Vorteil – oder birgt er neue Risiken? Ein abschließendes Urteil kann immer noch nicht gefällt werden. Aber ein paar Fakten wollen wir Ihnen an dieser Stelle nennen:

1. Die Hormonersatztherapie dient primär der Aufrechterhaltung des Östrogenschutzes über die Menopause hinweg. Es hat sich gezeigt, dass durch eine ausgewogene Hormontherapie die so genannten Wechseljahrsbeschwerden unterdrückt werden oder ausbleiben können. Dadurch kann die Leistungs- und Arbeitsfähigkeit der Frau erhalten bleiben.
2. Es ist darüber hinaus erwiesen, dass die Hormonersatztherapie eine wirksame Maßnahme zum Schutz vor Osteoporose darstellt.
3. Vielfach wird diskutiert, ob diese Therapie auch einen Schutz gegen Arteriosklerose und besonders gegen den Herzinfarkt bietet. Mehrere wissenschaftliche Untersuchungen wurden und werden zu diesem Thema durchgeführt. Bisher ist eine Reduktion von Herz-Kreislauf-Erkrankungen durch eine Hormonersatztherapie leider nicht nachweisbar.

Um die Gefahr von hormonell bedingten Erkrankungen wie Brustkrebs und Gebärmutterkrebs zu verringern, muss eine kombinierte Therapie mit Östrogenen und Gestagenen gewährleistet sein. Aber Vorsicht ist immer angeraten, denn eine genetische Veranlagung kann leider nicht mit absoluter Sicherheit ausgeschlossen werden. Deshalb sollte Ihr behandelnder Arzt vor Beginn einer Hormonersatzbehandlung mit Ihnen ein ausführliches Anamnesegespräch und eine gründliche Untersuchung Ihres Herz-Kreislauf-Zustandes durchführen. Denn jede Frau ist individuell, und das gilt auch für das Herz und seine Gefäße.

Thesen zur Gesundheit der Frau

Stellen Sie sich vor, wir würden heute an Ihrer Tür klingeln und Sie fragen, wie Sie Ihre Rolle innerhalb der Familie und bei der Arbeit wahrnehmen! Keine Angst – wir werden nicht vorbeikommen! Aber stellen Sie sich einmal ganz ehrlich diese Frage und beantworten Sie sie offen. In der Broschüre einer bekannten deutschen Krankenkasse wurde formuliert, dass die Frau der Kopf sowie der Dreh- und Angelpunkt der familiären Gesundheit ist, gleichzeitig ihre Arbeit macht und für die Partnerbeziehung verantwortlich ist. Kommt Ihnen das bekannt vor?

Es ist tatsächlich so, dass für viele Frauen eine Mehrfachbelastung durch Beruf, Haushalt, Erziehung, Familie (meist schließt das neben der eigenen auch die der Eltern und Schwiegereltern mit ein – oder wer hält bei Ihnen zu Hause die Traditionen hoch?) und weitere Aufgaben besteht. Haben Sie eine beste Freundin, mit der Sie alles besprechen können? Oder haben sie nicht einmal die Zeit, sie anzurufen, weil die eben genannten alltäglichen Aufgaben Sie auffressen? Eigenartigerweise neigen Frauen zum sozialen Rückzug, wenn sich Überforderungen häufen. Männer suchen dagegen die Ablenkung und treffen sich mit Freunden. Aber wir wollen nicht indiskret

Die Rolle der Frau – Dauerstress und Burnout?

Auch als Hausfrau können Sie, allen gegenteiligen Behauptungen zum Trotz, nicht einfach den ganzen Tag herumbummeln. Zu viel Verantwortung für die kleinen Annehmlichkeiten, die jedes Familienmitglied als gegeben voraussetzt und auch schätzt, lastet auf Ihnen.

Einen Ausweg finden Sie nur, wenn Sie sich überlegen, wie Aufgaben umverteilt oder Situationen entkrampft werden können.

Technische Geräte machen es heute möglich, die Hausarbeit mit einem geschickten Timing nicht zu einer Endlostätigkeit werden zu lassen. Dennoch stecken viele Frauen noch in einer traditionellen Situation, in der eine ständige Bereitschaft, für die Familie tätig zu werden, erwartet wird. Der dadurch verursachte Stress lässt Hausfrauen häufiger am Herzinfarkt erkranken, als voll berufstätige Frauen.

Das so genannte „Burnout-Syndrom", ein Krankheitsbild aus psychischen und psychosomatischen Beschwerden, das durch übermäßig belastende Umstände hervorgerufen wird, ist weit verbreitet. Die Betroffenen sind unfähig, die eigenen körperlichen und psychischen Bedürfnisse nach Ruhe und Erholung wahrzunehmen und besitzen eine mangelnde Fähigkeit, ihre eigenen Interessen durchzusetzen.

Bei gleichzeitigem Vorliegen von Risikofaktoren ist der Herzinfarkt vorprogrammiert.

sein oder Ihnen Vorwürfe machen. Nein, denn wir Frauen wurden so erzogen. Doch einfach alles hinnehmen und stillhalten, kann erheblichen Stress verursachen. Lassen Sie lieber mal Dampf ab!

Wussten Sie, dass ...

- positives Denken die Kommunikation in der Familie erleichtert?
- das Erkennen und Umsetzen der eigenen Bedürfnisse zufriedener macht?
- ein genaues Planen Ihrer Arbeitszeit (auch im Haushalt) Zeit für Freizeit schafft?
- das offene Austragen von Konflikten einen inneren Gefühlsstau verhindert?
- jeder lernen kann, Kritik auszuhalten? Denn niemand ist perfekt und jeder kann sein Verhalten (mit den Auswirkungen auf sich selbst und andere) überdenken und entsprechend ändern.
- man nicht alles können muss und Hilfe annehmen kann?
- Sie durch den Aufbau von sozialen Kontakten in Partnerschaft und Beruf Stress entgegenwirken können? Lernen Sie, das Leben mehr zu genießen und vor allem *Ihr Herz richtig schlagen zu lassen.*

Fazit: Diese Risikofaktoren wirken sich bei Frauen negativer aus als bei Männern:

- Rauchen
- Bluthochdruck
- Zuckerkrankheit
- Hormone und Rauchen

Diese Risikofaktoren sind für Männer und Frauen gleichbedeutend:

- Übergewicht
- erhöhte Blutfette
- Bewegungsmangel
- familiäre Veranlagung

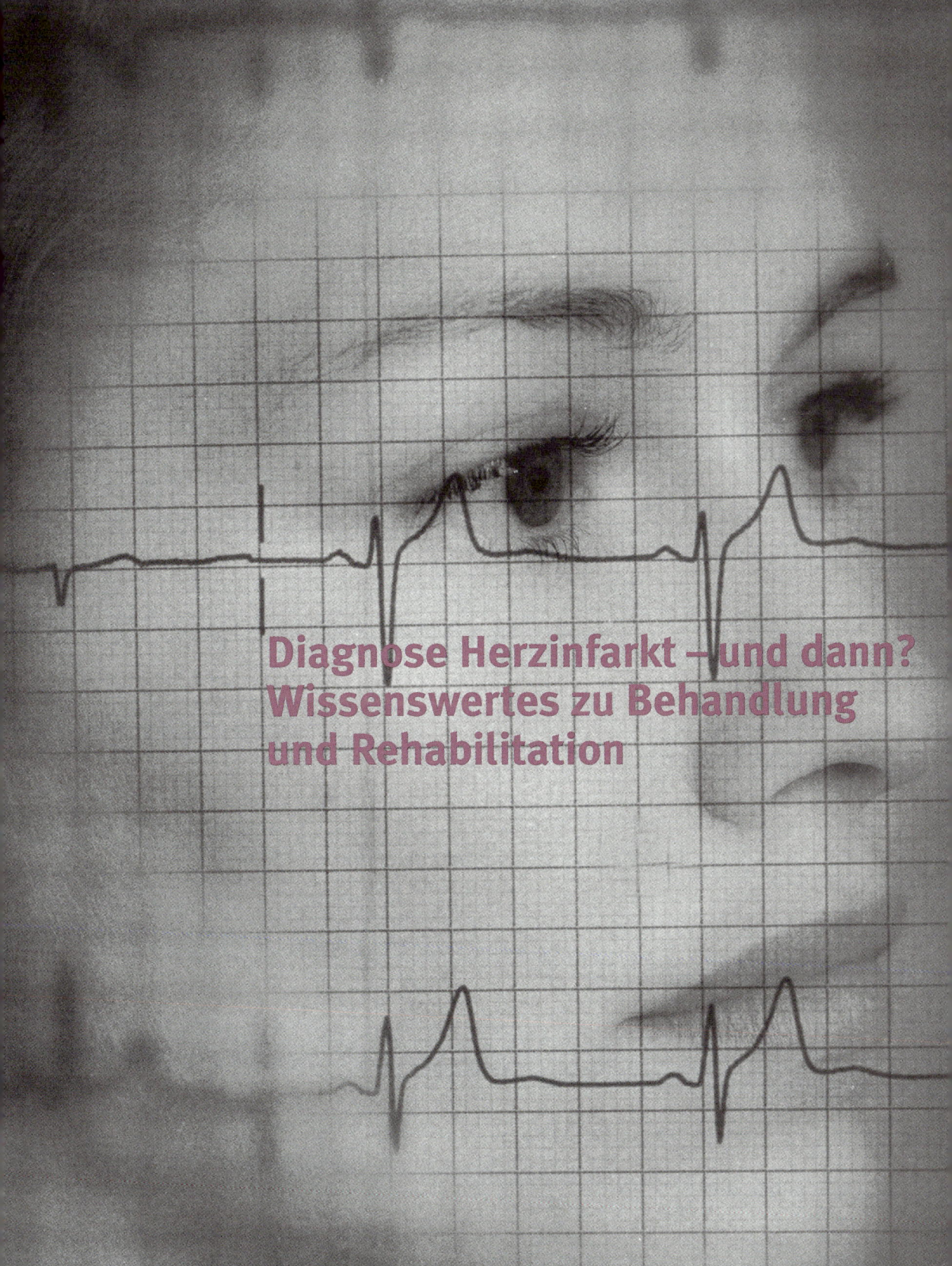

Diagnose Herzinfarkt – und dann?
Wissenswertes zu Behandlung
und Rehabilitation

„Wenn man plant, mit seinem Leben etwas anderes anzufangen, weil man festgestellt hat, dass man krank ist, dann hat man eben auch vorher nicht so gelebt, wie man sollte."

Arlo Guthrie

Bestandsaufnahme

Die häufigste Erkrankung am Herzen ist der Infarkt. Zwischen 200 000 und 300 000 Mal ereignet er sich jährlich in Deutschland. Weil es immer wieder vorkommt, dass die Rettungsmaßnahmen zu spät kommen oder nicht behandelbare Herzrhythmusstörungen auftreten, verstirbt etwa die Hälfte der Betroffenen entweder sofort oder innerhalb kurzer Zeit. Das Schlimme ist, dass bei vielen dieser Infarktopfer vorher schon eine koronare Herzerkrankung bekannt war. Das heißt, hier hätte man im Vorfeld bereits auf Warnsignale eines solchen Ereignisses sowie Erste-Hilfe-Maßnahmen hinweisen können. Mittlerweile werden Schulungen angeboten, in denen der medizinische Laie sogar die Anwendung eines Defibrillators bei drohenden gefährlichen Rhythmusstörungen erlernen kann.

Deshalb ist es so wichtig, die Ihre Gesundheit des Herzens bedrohenden Risikofaktoren zu kennen.

Jedes Signal ernst nehmen! Selbst der Verdacht ist ein Notfall!

Liegt der Verdacht auf einen Herzinfarkt vor, so handelt es sich bereits um eine Notfallsituation, die sofortiges Handeln erfordert, um eine Schädigung des Herzmuskels so gering wie möglich zu halten.

Maßnahmen bis zum Eintreffen des Ärzteteams bei Herzinfarkt(-verdacht)

- Notarzt rufen (lassen)!
- Möglichst ruhig bleiben.
- Alle paar Minuten den Blutdruck messen und die Werte dokumentieren (lassen).
- Nehmen Sie zwei Sprühstöße Nitrospray oder zerbeißen Sie eine Nitrokapsel. Bleiben Sie weiterhin sitzen und kontrollieren Sie den Blutdruck.
- Schlucken Sie eine Tablette Aspirin oder ASS (500 mg). Dieser frühzeitige Einsatz von Acetylsalicylsäure senkt die Komplikationsrate bei einem Herzinfarkt nachweislich um 20 %.

Wenn Sie bereits mit den Beschwerden der koronaren Herzkrankheit Erfahrungen gesammelt haben, wenden Sie umgehend Ihre vorhandenen Medikamente (Nitrospray und Aspirin) an.
Ist der Nitrospray nach 15 bis 20 Minuten nicht schmerzlösend, so verhärtet sich der Verdacht auf einen Herzinfarkt.
In jedem Fall sollte darüber hinaus sofort der Notarzt gerufen werden!

Dem Märchen eine Ende setzen:
Der Herzinfarkt ist keine Männerkrankheit!

Immer noch kursiert der Glauben, vorwiegend Männer würden einen Herzinfarkt erleiden. Vielleicht liegt das daran, dass mehr Männer vor Erreichen des 65. Lebensjahres an einem Herzinfarkt erkranken als Frauen, die durchweg später ein entsprechendes Herzinfarktrisiko haben, sodass Sie vielleicht mehr Männer in jüngeren Jahren mit dieser Diagnose kennen. Dann allerdings holen Frauen statistisch gesehen rapide auf.
Auch ist Tatsache, dass Frauen oftmals schlimmere Verläufe aufweisen. Woran das liegt, wollen wir Ihnen in diesem Kapitel kurz erklären, denn es muss so nicht sein. Dass in den letzten Jahren auch immer mehr jüngere Frauen mit Herzinfarkt in die Krankenakten Eingang finden, liegt an den bereits beschriebenen Risikofaktoren des Lebensstils: Übergewicht, Bewegungsmangel, besonders aber Rauchen und die gleichzeitige Einnahme der Antibabypille. Mehr dazu können Sie ab Seite 31 nachlesen.

Was viele überrascht:
Frauen zeigen andere Beschwerden als Männer!

Eine Erkenntnis der letzten Jahre klingt banal, ist aber sozusagen des Pudels Kern: Für die Beschreibung der durch Herzinfarkt verursachten Beschwerden mussten Ärzte ihren Blick erweitern, denn sie kannten lediglich eine begrenzte Auswahl von Symptomen: die, die sich im Laufe der Jahre durch die Erfahrungen mit Männern etabliert hatten.
Als sich die Medizin sicher war, die nahezu regelmäßig auftretenden Beschwerden zu kennen, fanden diese Eingang in die Vorlesungen, die Fachliteratur und nicht zuletzt in die Köpfe neuer Ärztegenerationen.
Niemandem war aufgefallen, dass die ansonsten korrekten Erhebungen einen wichtigen Mangel aufwiesen: Sie bezogen sich nur auf Männer.

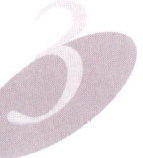

Herzinfarkt-Symptome	
bei Männern	**bei Frauen**
• Schmerzen und Enge auf der Brust	• Schmerzen im Oberbauch
• Schmerzen an Armen, im Rücken und Unterkiefer	• Kreuzschmerzen
• kalter Schweiß, fahles Aussehen	• Übelkeit, Erbrechen
• Luftnot	• Schwäche, Müdigkeit
• Schwäche	• Atemnot
• Bewusstlosigkeit	• seltener: Bewusstlosigkeit

So kennt heute beinahe jeder die klassischen Signale eines Herzinfarktes. Und hierin liegt der fatale Irrtum, wenn es sich um Frauen handelt. Denn aufgrund der bekannten Symptome ordnen Frauen ihre Beschwerden falsch ein. Die Beschwerden werden oft nicht richtig gedeutet. Eine koronare Herzerkrankung wird zum Beispiel häufig nicht als solche nicht erkannt. Die Folge davon:

• Frauen rufen zu spät ärztliche Hilfe.
• Aber auch Ärzte finden keine aussagekräftigen Symptome.
• Daher kommen Frauen oft sehr viel später zur Intensivbehandlung.
• Frauen erkranken meist schwerer.
• Frauen haben deutlich geringere Überlebenschancen.

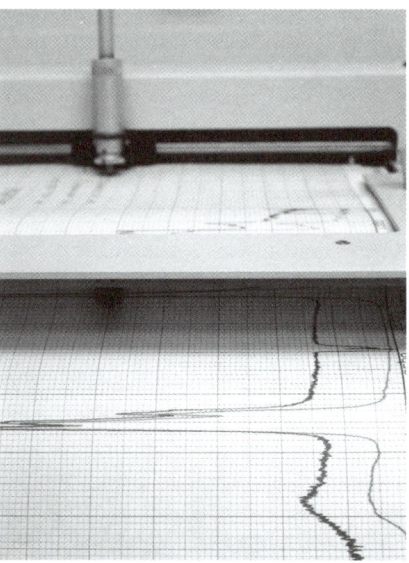

Deshalb müssen Sie auch selbst auf die angegebenen Warnsignale für einen Herzinfarkt achten (s. Tabelle).

Diagnoseverfahren
Erschwerend kommt hinzu, dass die normalerweise einfachen Diagnoseverfahren bei Frauen versagen können. Dazu einige Beispiele:

Ruhe-EKG
Diskrete EKG-Veränderungen, die Hinweis auf eine Durchblutungsstörung sein könnten, kommen auch bei Gesunden häufiger vor und werden deshalb bei Frauen öfter falsch interpretiert.

Belastungs-EKG
Diese unter körperlicher Belastung (auf einem Fahrrad) erhobenen Herz-Kreislauf-Werte haben eine größere Aussagekraft als ein Ruhe-EKG. Allerdings bestehen auch hier Unterschiede in der korrekten Auswertung: Die Beurteilung trifft bei Frauen seltener zu, Fehler sind häufiger.

Stress-Echokardiographie
Diese Untersuchung ist optimal, um direkt unter Belastung am Ultraschallbildschirm eine Veränderung der Sauerstoffversorgung des Herzmuskels zu erkennen. Sie sollte bei Frauen unbedingt durchgeführt werden!

Herzkatheteruntersuchung (Koronarangiographie)
Ergibt die Stress-Echokardiographie einen konkreten Hinweis, wird mit einer Koronarangiographie der Verlauf der Herzgefäße samt möglicher Einengungen dargestellt. Hier kommt Kontrastmittel zum Einsatz. Während der Untersuchung kann sogar therapeutisch gehandelt werden: Mit einem Ballonkatheter können Engstellen aufgeweitet werden.

Myokardszintigraphie
Diese Untersuchungstechnik kommt in Fällen zum Einsatz, bei denen eine Herzkranzgefäßverengung nicht ganz sicher ist. Hierbei wird mit einer radioaktiven Substanz die Sauerstoffversorgung des Herzmuskels gemessen. Bei Frauen ist sie allerdings nicht besonders aussagekräftig und wird deswegen nur bei besonderen Indikationen eingesetzt.

Werden Frauen nicht ernst genommen?

Diese Frage erscheint an dieser Stelle berechtigt; sie kann jedoch mit einem *NEIN* beantwortet werden. Denn wenn der richtige Verdacht formuliert wurde und ein Arzt die therapeutischen Entscheidungen zu fällen hat, werden alle infrage kommenden Möglichkeiten gleichermaßen zur Anwendung gebracht, und zwar unabhängig vom Geschlecht. Die Krux liegt in der mehrdeutigen Situation davor. Tatsächlich ist die falsche Einstellung, dass bei Frauen mit untypischen Herzbeschwerden vorerst an psychische Überlagerungen oder Übertreibungen aufgrund psychischer Gründe gedacht wird, auch heute noch verbreitet. Diese Fehleinschätzung führt dann zu schweren Folgen aufgrund einer verzögerten Akuttherapie.
Es kann auch vorkommen, dass notwendige diagnostische und therapeutische Verfahren wie Ballondilatation oder Stentimplantation später als bei Männern zum Einsatz kommen. Sobald sich die Patientin jedoch in der kar-

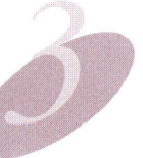

diologischen Akutversorgung befindet, gibt es keine Unterschiede mehr zwischen Männern und Frauen.

Fazit: Aufgrund der zwischen Männern und Frauen häufig auftretenden Unterschiede in der Herzinfarktsymptomatik ist die überaus wichtige Zeitspanne bis zur Intensivbehandlung bei Frauen oft zu lang, was zu schlechteren Ergebnissen führen muss.

Herzinfarkt und Risikofaktoren – Unterschiede zwischen Männern und Frauen	
Herzinfarkthäufigkeit	Herzinfarkt ist bei Frauen im gebärfähigen Alter bis zur Menopause selten. Danach nimmt die Herzinfarkthäufigkeit jedoch auch bei Frauen deutlich zu, sodass hinsichtlich der Häufigkeit ab dem 65. Lebensjahr zwischen Männern und Frauen kein Unterschied mehr besteht.
Diagnostik	Das Belastungs-EKG zur Diagnose der Herzkranzgefäßerkrankung ist bei Frauen nicht so zuverlässig wie bei Männern: Es fällt häufiger falsch positiv oder falsch negativ aus.
Symptome	Frauen haben häufiger eine atypische Angina Pectoris bzw. unspezifische Beschwerden wie Übelkeit, Erbrechen, Schulterschmerzen.
Prognose	Die Sterblichkeit ist in den ersten Wochen und auch im ersten Jahr nach dem Herzinfarkt bei Frauen deutlich höher als bei Männern. Selbst die 8-Jahres-Überlebensrate ist noch signifikant niedriger als bei Männern.
Risikofaktoren	Prinzipiell sind bei Männern und Frauen die gleichen Risikofaktoren für Herz-Kreislauf-Erkrankungen vorhanden, sie treten jedoch in Abhängigkeit vom Alter mit unterschiedlicher Gewichtung auf. Etwa 50 % der Frauen sind zum Zeitpunkt des Infarktes verwitwet, aber nur 15 % der Männer. Bei Frauen kommt im gebärfähigen Alter die Pille als wichtiger Risikofaktor hinzu, nach der Menopause der Hormonmangel.
Rauchen und „Pille"	Diese Kombination ist der wichtigste Risikofaktor für einen Herzinfarkt bei jüngeren Frauen. Das Risiko ist im Vergleich zu Frauen, die weder rauchen, noch die Pille einnehmen, *drastisch* erhöht, insbesondere nach dem 35. Lebensjahr.

Die Behandlung des Herzinfarktes

Mit dem Motto „Jede Minute zählt" wird auf die Notwendigkeit des schnellen Handelns während der akuten Phase eines Herzinfarktes hingewiesen. Wenn also der Notarzt gerufen und der Verdacht auf einen Herzinfarkt formuliert wurde, geht es in der akuten Phase allein darum, das Herz zu stützen, den Kreislauf zu stabilisieren und in einer lebensbedrohlichen Situation mit umfassenderen Maßnahmen das Leben zu retten. Hier kommt dem Team vom Notarztwagen eine bedeutende Rolle zu. Das Ziel aller Maßnahmen: Eine Ausweitung des Infarktgeschehens unbedingt verhindern!

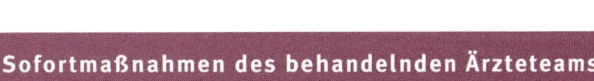

Sofortmaßnahmen des behandelnden Ärzteteams bei Herzinfarkt(-verdacht)

- Nitrospray oder Zerbeißkapsel (später Dauerinfusion)
- Beruhigungs- und Schmerzmittel – diese schnelle Stressreduktion senkt den Sauerstoffverbrauch des Herzens
- Sauerstoffgabe über eine Nasensonde
- Konstante EKG-Ableitungen, um sofort eintretende Herzrhythmusstörungen zu erkennen und behandeln zu können

Alles nach Plan: Die Diagnosesicherung und erste Behandlungsschritte in der Klinik

In der Klinik laufen die folgenden wichtigen Schritte sehr schnell ab. Sie folgen einem standardisierten Plan, der sich unzählige Male bewährt hat: Zunächst werden entsprechende Bluttests ins Labor geschickt und EKG-Untersuchungen zur Bestätigung des Verdachts auf Herzinfarkt durchgeführt. Als Sofortmaßnahme kommt oftmals schon im Notarztwagen eine Fibrinolysetherapie zum Einsatz. Spezielle Medikamente wie *Streptokinase* und *Urokinase* bewirken in acht bis neun von zehn Fällen die Auflösung des Gerinnungspfropfes, der das Herzkranzgefäß verschließt. Parallel hierzu er-

Der Noteinsatz

Um die wichtige Zeit bis zur Intensivbehandlung in der Klinik nicht einfach verstreichen zu lassen, wird bereits im Notarztwagen eine Erstbehandlung, notfalls auch mit wiederbelebenden Maßnahmen, begonnen. Mund-zu-Mund-Beatmung und äußere Herzmassage können sogar von geschulten Laien durchgeführt werden. Diese können nach gezielter Einführung sogar einen Defibrillator zum Einsatz bringen. Nach Möglichkeit soll nach dem Eintreten eines Infarktes die Zeit bis zur gezielten Therapie nicht länger als drei Stunden dauern, da sonst das unversorgte Muskelgewebe im Herzen schon dauerhaft geschädigt ist und die Narbe auf Dauer eine Herzschwäche verursacht.

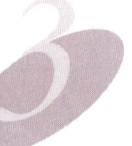

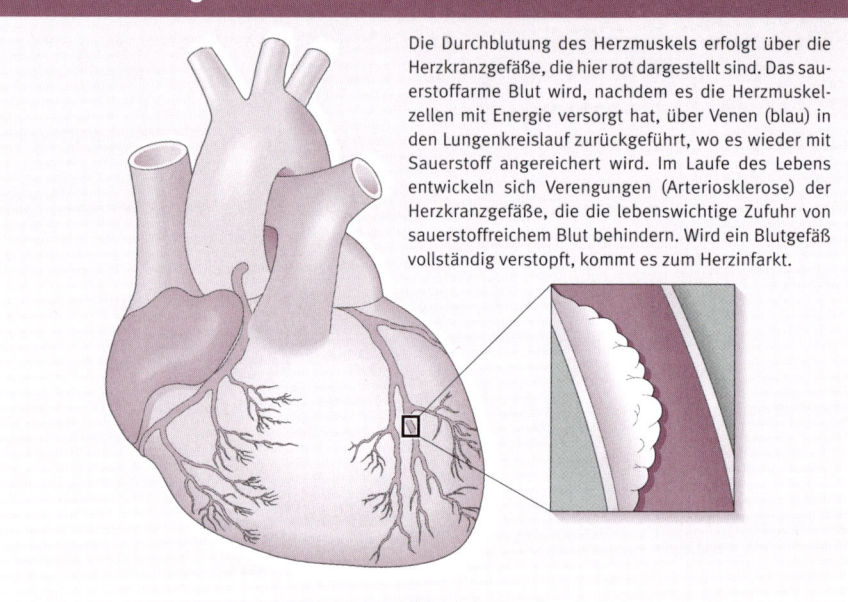

Verschluss der Herzkranzarterie mit Auswirkung auf den Herzmuskel

Die Durchblutung des Herzmuskels erfolgt über die Herzkranzgefäße, die hier rot dargestellt sind. Das sauerstoffarme Blut wird, nachdem es die Herzmuskelzellen mit Energie versorgt hat, über Venen (blau) in den Lungenkreislauf zurückgeführt, wo es wieder mit Sauerstoff angereichert wird. Im Laufe des Lebens entwickeln sich Verengungen (Arteriosklerose) der Herzkranzgefäße, die die lebenswichtige Zufuhr von sauerstoffreichem Blut behindern. Wird ein Blutgefäß vollständig verstopft, kommt es zum Herzinfarkt.

Beim Herzinfarkt stirbt ein Teil des Herzmuskelgewebes infolge mangelnder Blutversorgung ab.

folgt umgehend eine Bekämpfung der Schmerzen, der Ängste sowie der oft sich einstellenden Atemnot.

Heutzutage werden auch bei einem frischen Infarkt bereits Behandlungsmethoden eingesetzt, die noch vor wenigen Jahren erst in der Phase nach dem akuten Ereignis zugelassen waren: Eine Öffnung des verschlossenen Gefäßes mittels Ballondilatation ist heute beispielsweise sofort möglich. Auch Stents (Drahtgeflechte, welche das Blutgefäß offen halten), die möglicherweise sogar mit einem gerinnungshemmenden Medikament beschichtet sind, kommen im Akutfall zur Anwendung. Mithilfe der Untersuchungs- und Behandlungsmethoden, die auf Intensivstationen durchgeführt werden, können heute viele Infarktpatienten überleben.

Die diagnostischen Maßnahmen werden heute durch neue wissenschaftliche Ergebnisse laufend verbessert. Zu den etablierten Laboruntersuchungen kommen neue Schnelltests, die auf geschädigtes Herzmuskelgewebe reagieren. Auch bei uncharakteristischen Beschwerden ist es damit möglich, einen Herzinfarkt sicher festzustellen. Die Durchführung eines EKG ist

zwar nach wie vor unumgänglich, doch vielfach ist ein Infarkt in den ersten Stunden nach Eintritt damit noch nicht nachweisbar. Röntgenuntersuchung, Echokardiographie, Herzkatheterisierung und neuere Methoden wie Computertomographie und Kernspintomographie werden bei stationärer Diagnostik angewendet und geben zusätzliche Sicherheit.

Nach der akuten Phase folgt eine ausgewogene Mehrfachbehandlung

Früher zog sich die stationäre Behandlung nach einem Infarkt über Wochen hin. Bettruhe war oberstes Gebot. Mittlerweile ist diese Strategie zum Glück aufgegeben worden. Heute wird individuell verordnet: Wenn ein Patient sich gut erholt und der Infarkt kleiner war, können wesentlich früher Behandlungen beginnen, die der Mobilisierung dienen und damit die aktive Belastung des Herzens fordern. Noch im Bett werden Bewegungsübungen durchgeführt, die zunächst die Arme, dann die Beine mobilisieren, bis schließlich der Brustkorb gehoben wird und der Patient sich am Bettrand aufsetzen kann. Nach einer Woche verlässt der Patient bereits stundenweise das Bett; bis zur Entlassung aus der Klinik soll er eine Treppe gehen können.

Gestützt werden diese Mobilisierungsbemühungen durch Medikamente. Sie schirmen das Herz in gewisser Weise gegen Erschöpfung oder Überforderung ab. Sie unterstützen die Herz-Kreislauf-Arbeit und verringern vorhandene Risikofaktoren. Diese Basisbehandlung hat vor allem auch zum Ziel, das Herz vor einem zweiten Infarkt zu schützen.

Die wichtigsten Medikamente für Ihren Herzschutz:
- Gerinnungshemmende Stoffe,
- Betablocker zur Ökonomisierung des Sauerstoffverbrauchs im Herzmuskel,
- Alternative zu Betablockern: Kalziumantagonisten,
- Nitrate zum Weitstellen der Koronararterien.

Um das Risiko für einen weiteren Herzinfarkt einzudämmen, werden weitere Medikamenten verordnet. Diese behandeln dann vor allem die dem Herzinfarkt zugrunde liegenden Erkrankungen. Zum Absenken der vermutlich erhöhten Blutfettwerte werden entsprechend lipidsenkende Mittel verabreicht; ein Diabetes mellitus wird eingestellt und behandelt.

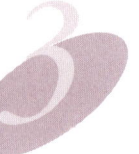

Wichtige Medikamente für Ihren Herzschutz

	Anwendung und Wirkung	Anmerkung
Gerinnungs-hemmende Medikamente *zum Beispiel Aspirin®, ASS oder Clopidrogel* Müssen 7 Tage vor einer OP abgesetzt werden.	• Bei Thrombosegefahr in arterio-sklerotisch veränderten Gefäßen • Schutz vor Reinfarkt Nachteil für junge Frauen: Ihre Mens-truationsblutungen können durch die verringerte Blutgerinnung etwas stär-ker werden.	Aufgepasst: erhöhte Cholesterol-Werte über 220 mg/dl mindern die Wirk-samkeit von Aspirin. Hier muss unbe-dingt eine Senkung der Cholesterinwer-te erreicht werden!
Betablocker	• Schutz vor Herzrhythmusstörungen • O_2-Verbrauch des Herzens wird verbessert • Pulsfrequenz wird verringert • Blutdruck wird gesenkt • Bessere Herzarbeit • Risiko für neuen Infarkt sinkt um 10 %	
Nitrate Häufige Nebenwir-kung: allgemeiner Blutdruckabfall, es können Kopf-schmerzen ausge-löst werden.	• Erweiterung der Venen und Arterien • Blutstrom zum Herzen wird norma-lisiert, das Herz braucht weniger Kraft • Dadurch sinkt der O_2-Verbrauch des Herzens und der Blutdruck • Nachlassender Druck auf die Herzwand: die Koronararterien werden weniger gepresst und weiten sich • Angina-Pectoris-Beschwerden lassen nach!	Besonders Frauen neigen dazu, bei Nitrat-Behandlung Migräne zu ent-wickeln.
Kalzium-antagonisten Nicht immer sind Kalziumantago-nisten mit Beta-blockern zu kombi-nieren. Außerdem gibt es zahlreiche Nebenwirkungen.	Wenn Nitrate zur Behandlung der Angi-na Pectoris nicht ausreichen oder bei Nitrat-Unverträglichkeit werden zusätz-lich Kalziumantagonisten eingesetzt. • Erweiterung der Arterienwände • Widerstand, gegen den das Herz anpumpen muss, lässt nach • Kraftaufwand und O_2-Verbrauch des Herzens werden verringert	Bei Frauen kann es zu verstärkter Wassereinlagerung in den Beinen kommen.

3

Wichtige Medikamente für Ihren Herzschutz		
	Anwendung und Wirkung	**Anmerkung**
ACE-Hemmer/ Angiotensin-II- Antagonisten	● Bremsen die durch Umbau entste- hende Herzmuskelverdickung und die Ausdehnung der inaktiven Infarktnarbe ● Dadurch sinken die Gefahr der Herzschwäche und die Sterb- lichkeit	Bei Frauen kann es vermehrt zu Hus- ten kommen, der wiederum in der Phase direkt nach dem Infarkt das Herz belasten kann.

Tipp: Jeder, der selbst betroffen ist oder einen Partner hat, der einen Herzinfarkt durchgemacht hat, sollte wissen, dass die koronare Herzer- krankung nach einem überstandenen Infarkt weiterbesteht. Auch wenn die Herzleistung wieder weitgehend hergestellt werden konnte, bleibt ein Risiko. Daher ist es wichtig, die Medikamente und weitere Behand- lungsempfehlungen Ihres Arztes ernst zu nehmen, damit ein Fortschrei- ten der Erkrankung verhindert werden kann.

Frauen-Herzforschung sorgt für Leitlinien zur Prävention des Herzinfarktes bei Frauen

Die neuen Erkenntnisse zum Thema Frauenherzen haben den **Deutschen Ärztinnenbund** bereits 1999 dazu veran- lasst, Leitlinien zur Vorbeugung gegen den Herzinfarkt bei Frauen zu veröffent- lichen:

● Das Körpergewicht reduzieren – ein Body-Mass-Index von 25 sollte nicht überschritten werden.
● Das Nahrungsfett auf 30 % der Tages- nahrung beschränken.
● Nur ein Glas eines alkoholischen Getränkes pro Tag konsumieren.
● Das Rauchen unterlassen, insbeson- dere bei gleichzeitiger hormoneller Verhütung.

● Eine Hormonersatztherapie muss individuell verordnet werden. Sie hat sich bei Osteoporose als wirksam er- wiesen, eine Wirksamkeit bei Erkran- kungen der Herzkranzgefäße konnte jedoch nicht nachgewiesen werden. Je nach genetischer Veranlagung wird die Tumorbildung begünstigt.
● Die Blutfettwerte regelmäßig kontrol- lieren lassen (s. Seite 44).
● Sich regelmäßig bewegen.

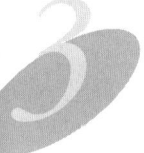

Überraschende Erkenntnis: Medikamente wirken bei Frauen anders

Eine vor wenigen Jahren die Fachwelt überraschende Nachricht war, dass bei Frauen Medikamente eine völlig andere Wirkung entfalten können als bei Männern. Auch hier lag wie schon bei der Beschreibung von so genannten „Standard-Beschwerden für einen Herzinfarkt" das Versäumnis darin, dass viele Medikamentenstudien nur an Männern durchgeführt wurden. Frauen gehörten selten zu den Studienteilnehmern.

Da sich das nun geändert hat, werden bereits in naher Zukunft viele Frauen von den Ergebnissen profitieren können. Durch weitere Studien sollen nun die Stoffwechselwege genauer untersucht werden, damit für Frauen spezifischere Dosisempfehlungen entstehen. Es ist bereits bekannt, dass Acetylsalicylsäure (Aspirin) bei Frauen weniger nachhaltig auf die Blutgerinnung wirkt als bei Männern, was eine höhere Dosierung notwendig macht. Umgekehrt verhält es sich bei manchen Betablockern, die wiederum bei Frauen stärker wirksam sind. Bei der Behandlung von Herzrhythmusstörungen ist die Chininwirkung bei Frauen stärker ausgeprägt. Weitere Fragen dieser Art sind Gegenstand aktueller Forschung. Wenn Ergebnisse erzielt werden, ist es dann auch wichtig, dass diese in den Packungsbeilagen der Medikamente vermerkt werden.

Fertig werden mit dem Gefühl der Endlichkeit

Ein Herzinfarkt stellt alles vorher Erlebte in den Schatten. Er ist für die Betroffenen ein sehr einschneidendes Erlebnis: Die durchgemachten Schmerzen, das Vernichtungsgefühl, die Todesangst versetzen den Menschen in einen Zustand, der ihn nachhaltig verändert. Die quälende Frage, ob man sich jemals wieder auf sein Herz verlassen kann, drängt sich auf. Mut und Selbstwertgefühl sind oft stark beeinträchtigt. Auch wenn sie vorher nie bewusst an ihr Herz gedacht haben, können Betroffene auf einmal den Gedanken nicht mehr loswerden, dass es plötzlich neue Beschwerden verursachen könnte. Viele Patienten beschreiben, dass sie ununterbrochen in sich hineinhorchen. Dann sind menschliche Nähe und Zuwendung dringend erforderlich, um den Betroffenen auf ihrem Weg zurück in ein lebenswertes Leben und den Beruf zu helfen. Die Unterstützung eines ausgebildeten Teams weckt neuen Lebensmut und bewirkt einen umsichtigen Umgang mit den eigenen Kräften. Damit sie wieder offener und auch sorgloser in die Zukunft blicken können, ist eine weiterführende Begleitung sinnvoll. Sie wird von den Krankenkassen wegen ihrer Nachhaltigkeit nicht nur unterstützt, sondern sogar gefordert.

Rehabilitation – neue Wege gehen!

An dem Tag, an dem Sie sich wieder frische Luft um die Nase wehen lassen können, sind Sie bereits ein Stück weit gegangen auf Ihrem neuen Weg. Der Herzinfarkt ist ein einschneidendes Erlebnis, kaum vergleichbar mit irgendeiner anderen Situation. Viele Eindrücke und auch Befürchtungen sind noch nicht verarbeitet und drehen sich in den Gedanken. Vielleicht fragen Sie sich auch *„Wie soll es nun weitergehen? Bin ich in Beruf und Familienleben überhaupt noch einsatzfähig?"* Möglicherweise stürzt Ihr bisheriges Weltbild in sich zusammen. Aber seien Sie beruhigt: Es gibt den nächsten Tag und noch viele weitere Tage danach! Damit Sie dafür gerüstet sind und die kleinen und großen Hürden meistern können, lohnt es sich, an einem Programm zur Rehabilitation teilzunehmen.

Am besten lernen Sie, sich auf die neue Situation einzustellen, indem Sie sich darauf einlassen. Das kann zunächst durchaus in einem abgesicherten Raum unter professioneller Aufsicht geschehen. Ein solches Angebot bietet Ihnen eine Anschlussheilbehandlung (AHB), auch Rehabilitation genannt. Dort werden Sie mit den ersten Emotionen, der Wut und der Enttäuschung aufgefangen. Sie erfahren von Psychologen, wie Sie mit dem erlebten Kontrollverlust über den Körper zurechtkommen können. Mediziner bringen Ihnen die Hintergründe Ihrer Erkrankung nahe und machen Ihnen verständlich, warum sich eine Umstellung der Lebensumstände auch jetzt – und gerade jetzt – lohnt. Die Gefahr nach überstandenem Herzinfarkt ist wie bei vielen vergleichbaren einschneidenden Erlebnissen: Man verdrängt sie allzu gerne in der Hoffnung, das Geschehene ungeschehen zu machen und sich innerlich vor der Angst zu schützen. Damit erreichen Sie

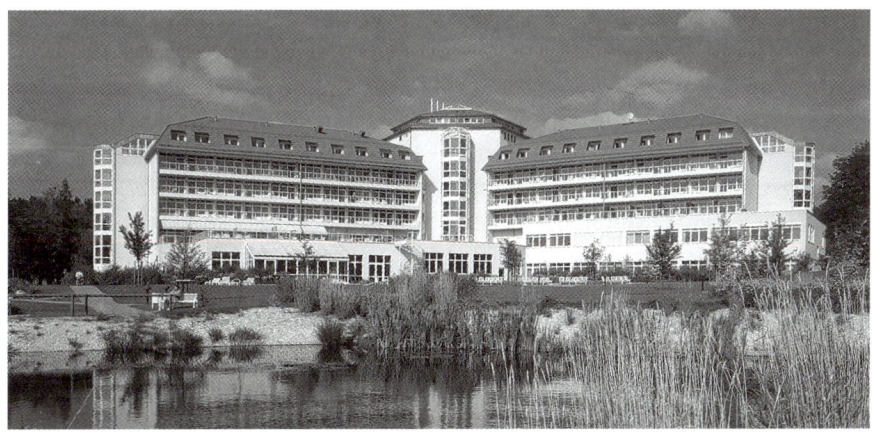

Die Reha-Klinik kann am Anfang Ihres „neuen" Lebens stehen.

aber nichts. Wegschauen bessert die Voraussetzungen für den Infarkt, die ja in Ihrem Körper immer noch vorhanden sind, leider überhaupt nicht. Die Arteriosklerose, der Diabetes, das erhöhte Cholesterin, die Fettleibigkeit, der Bewegungsmangel, die extremen Stressbelastungen können stattdessen weiter ihren schädigenden Einfluss ausüben. Dabei konnten große Studien nachweisen, dass es sich lohnt, noch einmal von vorne zu beginnen. Wenn Sie jetzt begreifen, worin die Ursachen für den Infarkt zu suchen sind, können Sie noch begleitend zur Behandlung damit anfangen, Ihren Lebensstil zu ändern.

Stellen Sie sich zu diesem Zweck ein paar einfache Fragen:

1. Was bedeutet mir Gesundheit?
2. Wie werde ich es anstellen, über meine Gesundheit immer informiert zu sein?
3. Wie und wo möchte ich in zehn Jahren sein?
4. Welche Hoffnungen und Wünsche habe ich noch für mein Leben?
5. Was bedeutet mir meine Ernährung?
6. Kann ich an meiner Ernährung etwas ändern, ohne meine bisherigen Essgewohnheiten aufgeben zu müssen?
7. Was bedeutet mir das Rauchen tatsächlich?
8. Was hindert mich daran, nicht mehr zur Zigarette zu greifen?
9. Warum kann ich nicht auch an meinem Wohnort etwas Sport treiben?
10. Warum wird der Wochenendspaziergang nicht zur angenehmen Pflicht für mich?

Sicher fallen Ihnen dazu noch mehr Fragen ein …

Sinn der Anschlussheilbehandlung ist das Eröffnen neuer Möglichkeiten

Unmittelbar nach Abschluss der Akutbehandlung wird Ihnen das Angebot einer AHB unterbreitet. Diese kann direkt vom Akutkrankenhaus aus gestartet werden – oder nach einer Woche Pause, in der Sie vielleicht auch zu Hause einige Sachen ordnen können. Das hängt sowohl von Ihrem körperlichen Zustand als auch Ihnen Wünschen ab. Eine Einrichtung zur Anschlussheilbehandlung bietet ein breites Spektrum an Möglichkeiten an:

- Die Wohnanlage respektiert die Privatsphäre des Einzelnen, ist mehr ein Hotel als ein Krankenhaus.
- Das Pflegepersonal ist nur für die nötigsten Dinge da, denn Sie sollen ja im Alltag wieder Fuß fassen, bestimmte Abläufe üben und Selbstbewusstsein für den Umgang mit der neuen Situation entwickeln.

- Die Küche ist bewusst auf Risikopatienten abgestimmt.
- In einer Ernährungsberatung können Sie wichtige Grundlagen und Kenntnisse für eine ausgewogene und herzschonende Ernährung erlernen.
- Es gibt eine große Abteilung für Physiotherapie, denn diese ist eine der zentralen Säulen der Nachsorge: Hier können Sie Ihre Belastbarkeit erproben und verbessern.
- Es gibt zahlreiche Seminare (zum Beispiel zur Raucherentwöhnung), die Ihnen helfen, Ihre Erkrankung, deren Ursachen und die zahlreichen Möglichkeiten, Ihren Lebensstil zu verändern, besser zu verstehen.
- Psychologen helfen Ihnen bei der Bewältigung des Infarktgeschehens und der Erlebnisse im Krankenhaus.
- Hier lernen Sie außerdem das richtige Verhalten für einen erneuten Notfall und erfahren, welches sichere Vorboten und Mittel zur Abhilfe sind!
- Während der Behandlung stehen Ihnen Spezialisten zur Seite, die die Gesundung Ihres Herzens kontrollieren.
- Eine Wachstation ist in solchen Kliniken zur Sicherheit immer vorhanden.

Fazit: Die Angebote der Anschlussheilbehandlung wurden über viele Jahre erarbeitet. Es hat sich herausgestellt, dass Herzinfarktpatienten nach einer solchen Kur im Alltag wieder gut Fuß fassen können. Nutzen Sie die Chance, mit anderen Betroffenen und Fachleuten neue Perspektiven für Ihr Leben zu entwickeln.

Traurige Wahrheit:
Frauen sind unterrepräsentiert!
Als Besucher einer Rehabilitationseinrichtung könnte man meinen, die in diesem Buch dargelegten Informationen seien Unsinn. *Wo sind denn die vielen Frauen mit Herzinfarkt?* Aber man muss sich klarmachen, dass die Nutzer einer Anschlussheilbehandlung nur eine kleine Gruppe sind, die sozusagen die sichtbare Spitze des Eisbergs darstellt. Denn leider ist es nach wie vor eine Tatsache, dass mehr Männer das Angebot einer Anschlussheilbehandlung wahrnehmen als Frauen.

Die Gründe dafür sind immer noch ungeklärt. Auch ambulante Rehamaßnahmen werden in neuerer Zeit vermehrt angeboten. Leider werden auch sie von Frauen weniger genutzt.

Einige statistische Informationen

- Nur etwa 10 % der Rehapatienten sind Frauen.
- Infarkte sind bei Männern im mittleren Lebensalter häufiger und Frauen sind älter, wenn der Infarkt auftritt.
- Die Statistiken zeigen, dass im mittleren Lebensalter häufiger Hausfrauen vom Infarkt betroffen sind als berufstätige Frauen.

Es wird vermutet, dass:

- Frauen durch die Schwere der Erkrankung verunsichert und verängstigt sind und lieber bei der Familie bleiben möchten.
- Frauen schwerer erkrankt und daher für die Rehaklinik nicht ausreichend belastbar sind.
- Frauen sofort wieder ihren Haushalt versorgen müssen.
- Frauen als Mitversicherte in der Krankenkasse des Mannes schlechter versorgt sind.

Empfehlung: Sollten Sie (was wir Ihnen bestimmt nicht wünschen) oder eine Freundin jemals einen Herzinfarkt erleiden, nutzen Sie bitte unbedingt die wirklich großen Chancen einer Anschlussheilbehandlung. Wenn Sie gleich nach der Krankenhausentlassung wieder in Ihren gewohnten Alltag eintauchen, setzen Sie ihr Herz unnötig früh Stresssituationen aus.

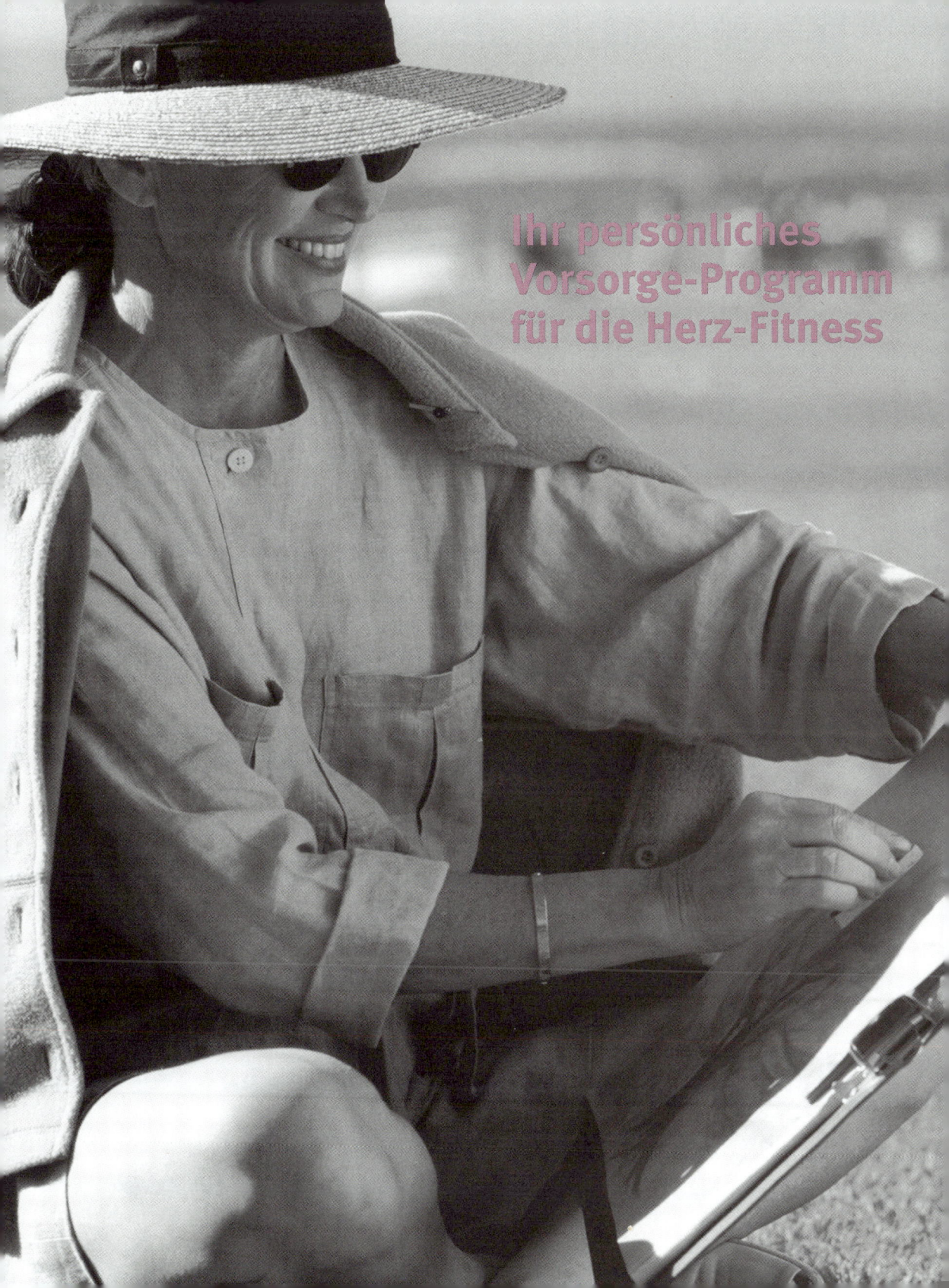

Ihr persönliches
Vorsorge-Programm
für die Herz-Fitness

> „The best doctors in the world are Doctor Diet,
> Doctor Quiet, and Doctor Merryman."
> („Die besten Ärzte der Welt sind Doktor Diät,
> Doktor Ruhe und Doktor Fröhlich.")
>
> *Jonathan Swift*

Gesundheit ist unser höchstes Gut. Wir mit unserer stressbelasteten, erfolgsorientierten Lebensweise gehen dennoch recht stiefmütterlich damit um. Das beginnt bei fehlender Entspannung und mangelnder Bewegung, geht über falsche, einseitige Ernährung bis hin zum Nikotin- und Alkoholmissbrauch. Unsere Lebensweise ist in vielen Fällen Ursache von Krankheiten, die seltener oder überhaupt nicht in jenen Ländern und Zivilisationen auftreten, die den Bewohnern ein weniger komfortables Leben und eine einfachere Ernährung bieten. Deshalb werden diese Gesundheitsstörungen auch als „Zivilisationskrankheiten" bezeichnet. Seit Jahrzehnten ist bekannt, dass eine Änderung der Lebensweise diesen Krankheiten vorbeugen kann. Mittlerweile gibt es Studien, die belegen, dass eine Änderung der Lebensweise selbst nach einem Infarkt noch einen günstigen Effekt auf die Krankheit hat.

Lebensstil und Herzgesundheit

Können Sie benennen, was Sie an Ihrem Lebensstil ändern müssten, um ihn ausgewogener und gesünder zu machen? Vielleicht gehören Sie ja zu jenen Menschen, die bereits Veränderungen vorgenommen haben. Die Ernährung, der Umgang mit stressigen Situationen und körperliche Aktivität spielen dabei die Hauptrollen. Diese Bereiche sollten Sie mal kritisch unter die Lupe nehmen. Tipps hierzu finden Sie in diesem Kapitel.
Natürlich gehört auch eine glückliche und erfüllte Partnerschaft, in der man sich austauschen und alltägliche Erlebnisse besprechen kann, zu einem *glücklichen Leben*. Einen besonderen Stellenwert nimmt darüber hinaus die Zufriedenheit im Beruf ein. Es erstaunt immer wieder, wie wenig Menschen

tatsächlich glücklich mit ihrer täglichen Arbeit sind. Wie geht es Ihnen? Sind Sie zufrieden oder nagt an Ihnen ständig der Zweifel, dass Sie nicht den richtigen Beruf oder Job gefunden, die richtige Entscheidung zur passenden Zeit getroffen haben? Unzufriedenheit ist keine gute Basis für ein entspanntes Leben. Entscheiden Sie sich bei grundlegender Unzufriedenheit lieber für eine Veränderung.

Geben Sie Ihrem Herzen mit ein paar wichtigen Entscheidungen neue Kraft. Beginnen Sie am besten gleich heute, der Bequemlichkeit in Ihrem Leben den Kampf anzusagen. Weil wir uns heute wesentlich weniger bewegen, als es die Menschen früher taten, benötigen wir auch

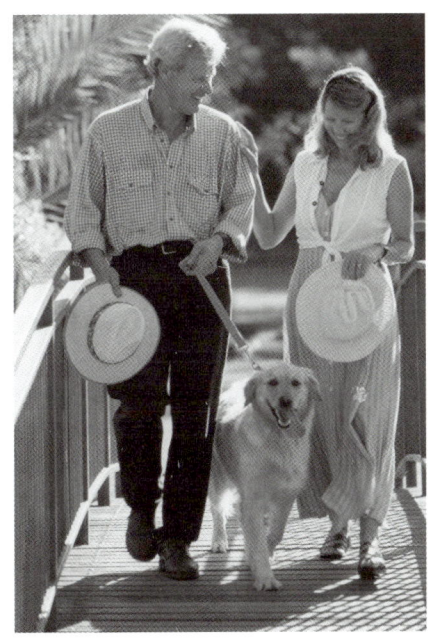

weniger Kalorien zur Aufrechterhaltung unseres Leistungsniveaus. Ja, jedes Zuviel belastet den Organismus sogar. Die Folgen Übergewicht und Fettstoffwechselstörungen müssten nicht sein!

Schon durch etwas mehr Bewegung können Sie Ihr Herz schützen und trainieren! Sie müssen gar kein großes Sportprogramm entwickeln. Kleine Schritte bringen Sie auch voran. Die folgenden Tipps können Ihnen helfen, Kleinigkeiten in Ihrem Alltag zu verändern.

Ein Herz für das Leben

Unter dem Motto „A heart for life" veranstaltet die Deutsche Herzgesellschaft in jedem Herbst den Welt-Herztag. Im Zentrum stehen zehn Tipps für ein gesundes Herz:

1. Sei körperlich aktiv.
2. Ernähre Dich richtig.
3. Achte auf Dein Gewicht.
4. Rauche nicht.
5. Versuche, Stress zu vermeiden.
6. Achte auf Deinen Blutdruck.
7. Lass Dich auf Diabetes testen.
8. Kontrolliere Deine Cholesterinwerte.
9. Gehe regelmäßig zum Arzt.
10. Hab ein Auge auf Dein Herz – Hab ein Herz für das Leben!

Ausführliche Regeln finden Sie zusätzlich auf Seite 108.

- Fangen Sie mit ganz Alltäglichem, etwa dem Fahrstuhl an: Sie können problemlos vier, fünf Stockwerke zu Fuß bewältigen. Wenn Sie das jeden Tag nur ein paar Mal machen, wird Ihr Körper davon profitieren. Denn durch mehr Bewegung sinkt auf Dauer Ihre Pulsfrequenz und Ihr Blutdruck; ein erhöhter Cholesterinspiegel wird reguliert.
- Haben Sie Stress mit Kollegen oder Freunden? Dann sprechen Sie die Situation an, und finden Sie Lösungen, die Sie davor bewahren, die Belastung unnötig zu verlängern. Wie Sie Ruhe in Ihr Innenleben bringen können, erfahren Sie ab Seite 102.
- Hören Sie mit dem Rauchen auf, und halten Sie sich auch weniger in verrauchten Räumen auf. Die Gefahren für Herz und Gefäße können ganz abgesehen von dem enormen Risiko für Lungenkrebs gar nicht hoch genug eingeschätzt werden.
- Überdenken Sie, welche alkoholischen Getränke Sie in welchen Mengen zu sich nehmen. Ihr zum Teil hoher Kaloriengehalt wird oft gar nicht wahrgenommen.
- Nutzen Sie Ihre Freizeit für Ihre Gesundheit. Wie das geht, erfahren Sie in diesem Kapitel.

Tipp: Die in diesem Kapitel beschriebenen Empfehlungen ergänzen die notwendige medikamentöse oder auch operative Behandlung besonders der akuten Situation. Besprechen Sie das Vorhaben, Ihren Lebensstil zu ändern, mit Ihrem Arzt, damit er Sie hinsichtlich der Belastbarkeit Ihres Herzens beraten kann. Nehmen Sie keinesfalls alleine Veränderungen Ihrer Medikation vor, und setzen Sie nie Medikamente einfach ab, selbst wenn Sie sich fit und gesund fühlen.
Viel Spaß und Erfolg dabei. Sie werden sehen, es lohnt sich!

„Herzhafte" Ernährung

Eine der wichtigsten Säulen unserer Gesundheit ist die Ernährung. Mit ihrer Hilfe können das Herz, die Gefäße und Organe, sprich der ganze Mensch, bis ins hohe Alter gesund und vital bleiben. Vielleicht haben Sie bislang diesem Teil Ihrer Gesundheit noch nicht ausreichend Beachtung geschenkt. Aber wenn Sie sich klarmachen, dass die Nahrungsaufnahme die Grundlage jeden Lebens ist, können Sie die Bedeutung einer *angemessenen* Ernährung einschätzen. Dem Körper steht zwar eine Vielzahl von Möglichkeiten zur Verfügung, sich zu regenerieren oder auch Genesungsprozesse einzuleiten, doch benötigt er hierfür gute Grundsubstanzen. Diese kann er fast ausschließlich aus der Nahrung beziehen! Ihr gesamtes körperliches und geistiges Wohlbefinden ist daher eng verbunden mit dem, was Sie täglich aufnehmen.

Basics der herzschonenden Ernährung

Um Ihre Gefäße und Ihr Herz jung zu erhalten, müssen Sie nicht auf alle Genüsse verzichten! Am besten, Sie verabschieden sich sofort von den düsteren Vorstellungen vom Zwangsvegetarier und Hungerhaken. Sie sollen das Essen weiterhin genießen. Einziger Unterschied: Auf die Menge, Auswahl und Kombination kommt es an. Werden Sie vom Gourmand zum Gourmet, also vom Vielesser zum Qualitätsesser.

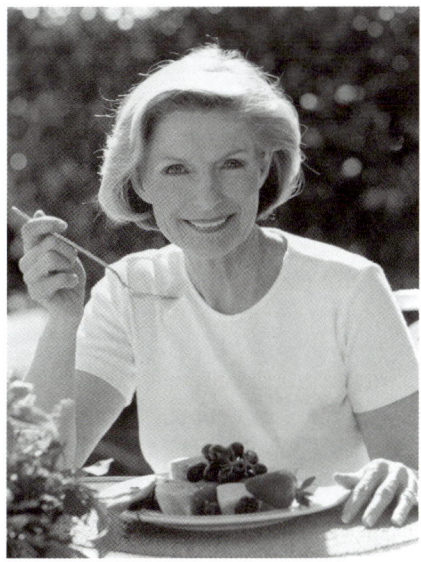

**Gourmands essen viel,
Gourmets essen gut!**

Eine Änderung des Essverhaltens ist aus vielerlei Gründen sinnvoll: Zahlreiche Erkrankungen beruhen auf falscher und zu üppiger Ernährung. Wenn Sie schon in jüngeren Jahren bemerken, dass das Essen bei Ihnen schneller ansetzt, sollten Sie Ihre Kalorienzufuhr rechtzeitig drosseln. In den Jahren zwischen 30 und 40 beginnen bei den meisten Menschen nämlich die Fettpolster zu wachsen.

Essen ist mehr als die Befriedigung von Hungergefühlen. Es sorgt für Wohlbefinden und Zufriedenheit, ist ein fester Bestandteil unseres Soziallebens. Essen macht Spaß und bringt Menschen zusammen. Doch zu viel des Guten setzt an. Viele Menschen probieren daher immer neue Diäten aus, um ihr angefuttertes Fett wieder loszuwerden. In den ersten Tagen einer Diät wird man auch immer schnell abnehmen, aber nur weil der Körper vor allem zuerst Wasser und kaum Fett verliert. Dazu kommt, dass je mehr Diätkuren durchgeführt werden, desto schneller der so genannte Jo-Jo-Effekt eintreten wird: Der Körper stellt sich auf die „Notlage" einer spärlichen Kost ein, lernt mit weniger Nahrung auszukommen.

Daher nimmt man nach dem Ende der Diät, bei „normaler" Ernährung, wieder zu. Um diesem frustrierenden Effekt zu entgehen, darf vor allem eines nicht vergessen werden: So wie sich die Pfunde nicht über Nacht angesetzt haben, so werden sie auch nicht auf die Schnelle wieder verschwinden. Dafür muss man schon einen längeren Zeitraum veranschlagen. Ein halbes Kilo Gewichtsverlust pro Woche ist vollkommen ausreichend.

Die folgenden Regeln für eine vernünftige Ernährung, die ebenso dazu beitragen kann, überflüssigen Pfunden vorzubeugen, wie auch, sie wieder loszuwerden, stammen von der Deutschen Gesellschaft für Ernährung:

- Haben Sie Freude an Essen und Trinken! Nehmen Sie sich Zeit beim Essen und lernen Sie, sich bewusst zu ernähren. Das macht Spaß und fördert das Sättigungsgefühl.
- Essen Sie vielseitig aber nicht zu viel! Es gibt keine guten oder schlechten Lebensmittel. Entscheidend ist vielmehr die Menge, die Sie von einem bestimmten Nahrungsmittel verzehren, und dass das Verhältnis der Nährstoffe, die Sie über den Tag aufnehmen, ausgeglichen ist.
- Essen Sie regelmäßig! Nehmen Sie lieber fünf kleine Mahlzeiten, als drei große zu sich. Idealerweise enthalten diese viel frisches Obst und Gemüse, am besten frisches rohes oder nur kurz gegartes. Damit werden Sie ausreichend mit Vitaminen, Mineralstoffen sowie Ballaststoffen und sekundären Pflanzenstoffen versorgt.
- Bereiten Sie Ihre Mahlzeiten schmackhaft und schonend zu. Garen Sie die Speisen bei möglichst niedrigen Temperaturen, mit wenig Wasser und wenig Fett. Das schont die Nährstoffe und erhält den natürlichen Geschmack.
- Die Nahrungszusammensetzung sollte weitgehend ausgewogen sein. Sie soll täglich Eiweiß, Fett, Kohlenhydrate als Grundbausteine enthalten. Vitamine, Mineralien, sekundäre Pflanzenstoffe, Ballaststoffe und Wasser sind ebenfalls lebenswichtig.

Die Bausteine unserer Nahrung

- **Eiweiß** tierischer und pflanzlicher Herkunft wird als Zellbaustein benötigt. Tierisches Eiweiß ist in Milch, Milchprodukten, Fisch, Fleisch, Fleischprodukten und Eiern enthalten. In Kartoffeln, Getreide, vielen Gemüsesorten sowie Hülsenfrüchten befindet sich pflanzliches Eiweiß. Bevorzugen Sie fettarme Produkte, vor allem bei Fleischerzeugnissen und Milchprodukten.

- **Fett** ist zwar Träger essentieller Fettsäuren und fettlöslicher Vitamine und ein bedeutender Aromaträger, sein Brennwert übersteigt aber den von Kohlenhydraten und Eiweiß um mehr als das Doppelte. Tierisches Fett liefert vor allem gesättigte Fettsäuren, die insbesondere das „böse" LDL-Cholesterin ansteigen lassen, welches die ateriosklerotischen Veränderungen verstärkt. Pflanzenöle enthalten dagegen einfach und mehrfach ungesättigte Fettsäuren, die das Blutcholesterin positiv beeinflussen, ja sogar den Spiegel senken können. Pflanzenöle, die gleichzeitig reichlich einfach ungesättigte Fettsäuren sowie mehrfach ungesättigte so genannte Omega-3-Fettsäuren enthalten (z. B. Raps-, Walnuss-, Soja- oder Leinöl) wirken der Arteriosklerose am stärksten entgegen.
- **Kohlenhydrate** sind die Energielieferanten, die unser Körper am leichtesten verdauen kann. Essen Sie sich satt an Kartoffeln, Nudeln, Reis und Vollkornprodukten. Diese kohlenhydratreichen Lebensmittel sind praktisch fettfrei und sättigen trotzdem hervorragend.
- **Vitamine** sind lebenswichtige Bestandteile unserer täglichen Nahrung. Ein Mangel führt zu Erkrankungen. Grundsätzlich unterscheidet man bei den Vitaminen zwischen den im Körper speicherbaren fettlöslichen Vitaminen (A, D, E, K) und den wasserlöslichen (B-Vitamine, Niacin, Folsäure, Pantothensäure, Biotin, Vitamin C). Die meisten wasserlöslichen Vitamine kann der Körper nur wenige Tage entbehren; sie müssen also möglichst regelmäßig zugeführt werden. Deshalb besteht ein gesunder Speiseplan aus einer gemischten Kost mit reichlich frischem Obst und Gemüse.

Zusammensetzung der Nahrungsmittel	
Energieträger:	Kohlenhydrate (Stärke und Zucker), Fette
Baustoffe:	Proteine (Eiweiße)
Wirkstoffe:	Vitamine, Elektrolyte, Spurenelemente, sekundäre Pflanzenstoffe
Flüssigkeit:	Wasser
Ballaststoffe:	Nahrungsfasern

- **Mineralstoffe** sind sowohl für den Aufbau des Körpers, als auch für die Aufrechterhaltung verschiedenster Körperfunktionen wichtig. Der Organismus kann Mineralstoffe jedoch nicht selbst bilden, sondern muss sie aus der Nahrung aufnehmen – wie beispielsweise Calcium aus Milch und Milchprodukten oder Magnesium aus Getreideprodukten.
- **Sekundäre Pflanzenstoffe** schützen die Zellen beispielsweise vor Schädigung durch freie Radikale. Sie tragen aber auf vielfältige Weise auch dazu bei, das Risiko für Herz-Kreislauf-Erkrankungen zu senken. Enthalten sind sie in Obst, Gemüse, Hülsenfrüchten und Getreide.
- **Ballaststoffe** verbessern und regulieren die Verdauung und können so überhöhte Cholesterinwerte senken. Sehr gute Quellen für Ballaststoffe sind Vollkornprodukte sowie Obst und Gemüse.

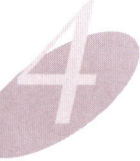

Noch eine neue Diät?

Haben Sie auch schon mal eine Diät gemacht? Oder sogar mehr als eine? Vielleicht, weil Sie abnehmen wollten, vielleicht auch, weil Sie schon an Folgekrankheiten litten. Das Problem vieler Diäten ist, dass sie gewissermaßen pauschal an das Abnehmen herangehen.

Natürlich ist es schwierig, eine Diät schmackhaft zu gestalten. Wer sich den Markt der Diäten ansieht, trifft auf die verschiedensten und zum großen Teil auf exotische Kuren. Doch was nutzt die raffinierteste Diät, wenn die Rezepte einfach nicht dem gewohnten Geschmack entsprechen? Viele Diäten sind daher nicht in den Alltag übertragbar und erfordern zu viel Aufmerksamkeit und Anstrengung, als dass sie auch nach den ersten Abnehmerfolgen einfach weitergeführt werden könnten.

Das Scheitern einer Diät entmutigt, und der so genannte Jo-Jo-Effekt, also das rasche Wiederzunehmen nach dem Abnehmen durch eine sehr einseitige Diät oder eine Hungerkur, verstärkt sich von Mal zu Mal.

Wer dagegen bei seinem Essen einfach etwas weniger Fett verwendet, fetthaltige Lebensmittel reduziert und sich gleichzeitig möglichst abwechslungsreich und vollwertig ernährt, hat gute Chancen schlank zu bleiben – gesünder zu werden, bzw. sich und seinen Körper vor gesundheitlichen Schäden zu bewahren: Jahrzehntelange Gewohnheiten in der Ernährung können zwar nicht innerhalb weniger Wochen geändert werden, aber bereits eine Verringerung der Fett- und Nahrungsmenge kann schon bald positive Wirkungen zeigen und z. B. neben einer Gewichtsreduktion auch zur Senkung des Cholesterinspiegels führen.

Hinweis: Es kann aber auch eine Ernährungsberatung hilfreich sein, da sie nicht nur die Motivation stärken, sondern auch ein auf Ihre persönlichen Bedürfnisse ausgerichtetes Ernährungskonzept finden kann.

Tipps zum Fettsparen

Unerheblich, ob Sie bereits einen Herzinfarkt hatten oder Ihre Ernährung aus Gründen der Vorbeugung ändern wollen: Die folgenden einfachen und von Experten unterstützten Richtlinien gelten für jeden.

Reduzieren Sie Ihren Fettverzehr auf 30 % der gesamten Kalorienaufnahme. Das sind 70–90 g Fett pro Tag, wohingegen viele Deutsche täglich bis zu 120 g Fett zu sich nehmen!

- Achten Sie bereits beim Einkauf darauf, dass die Produkte fettarm sind, insbesondere bei Wurst, Käse sowie Fertigprodukten. Bei den meisten Fertigprodukten sind die Nährwerte auf dem Etikett ausgewiesen. Bei Wurst und Käse von der Bedienungstheke einfach nachfragen!
- Zum Kochen und Braten eignen sich hervorragend beschichtete Töpfe und Pfannen, und sie kommen (fast) ohne Fett aus. Bevorzugen Sie außerdem fettarme Zubereitungsmethoden wie Dünsten, Dämpfen oder Kochen im Wok.

Reduzieren Sie die das schädliche LDL steigernden gesättigten Fettsäuren zugunsten der ungesättigten Fettsäuren. Ein höherer Anteil an einfach und mehrfach ungesättigten Fettsäuren wirkt einem hohen Blutcholesterinwert entgegen.

- Verzichten Sie auf fettreiche tierische Lebensmittel und tierische Fette bzw. schneiden Sie die Fettränder von Wurst, Schinken, Fleisch ab. Schöpfen Sie Fettaugen von Saucen und Suppen ab. Ausnahme: regelmäßiger Verzehr der fettreichen Fische Hering, Makrele, Lachs, Thunfisch zur Steigerung der Aufnahme der gesunden mehrfach ungesättigten Omega-3-Fettsäuren.
- Verwenden Sie pflanzliche Fette und Öle mit einem hohen Anteil an ungesättigten Fettsäuren (z. B. Raps-, Distel-, Olivenöl), und verzichten Sie auf harte Pflanzenfette (Kokosfett), sie enthalten fast ausschließlich gesättigte Fettsäuren.

1 Liter > 1 Liter!

Was sagen Sie zu dieser Formulierung:
1 Liter = $^1/_2$ Liter?
Klingt eigenartig, oder?

Tatsache ist: Jede Flüssigkeit hat einen anderen Wert für den Flüssigkeitshaushalt Ihres Körpers. Das ist wichtig zu wissen, denn während Sie vielleicht davon ausgehen, mit einem halben Liter Kaffee am Tag bereits ein Viertel Ihres

Flüssigkeitsbedarfs gedeckt zu haben, entzieht der Kaffee Ihrem Körper Wasser! Das liegt am Koffein, welches eine erhöhte Wasserausschwemmung über die Nieren auslöst. Ebenso verhält es sich beim Alkohol.
In Österreich trägt man diesem Umstand schon lange Rechnung: Zu jeder Tasse Kaffee wird auch ein Glas Wasse serviert. Durchaus nachahmenswert!

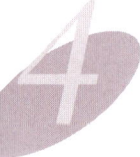

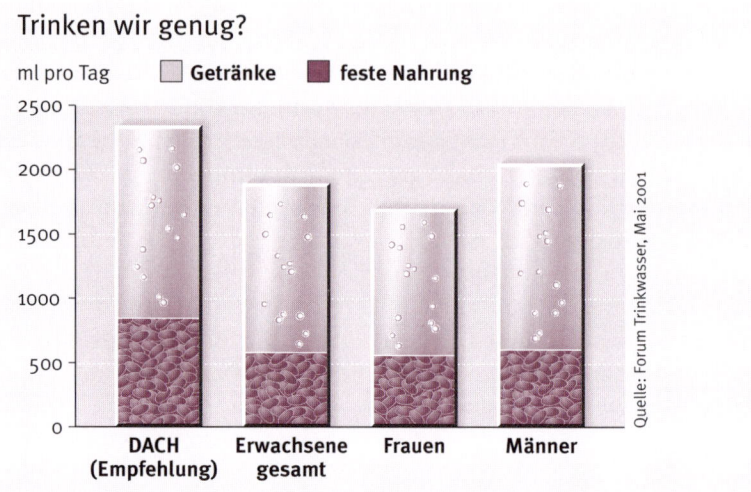

Trinken wir genug?

ml pro Tag   ☐ Getränke   ☐ feste Nahrung

Quelle: Forum Trinkwasser, Mai 2001

DACH (Empfehlung) — Erwachsene gesamt — Frauen — Männer

Erwachsene in Deutschland nehmen im Durchschnitt 1840 ml Flüssigkeit zu sich. Damit liegt die Zufuhr um 20 Prozent unter der Empfehlung der Fachgesellschaften (DACH).

Trinken Sie reichlich und das Richtige!

Mal ganz ehrlich: Trinken Sie genug? Kürzlich durchgeführte Studien zeigen, dass die Deutschen viel zu wenig trinken. Und Frauen scheinen dabei zu den besonders Trinkunlustigen zu gehören (siehe Grafik). Doch in Wirklichkeit liegt der Mehrverbrauch der Männer einfach darin begründet, dass sie mehr Alkohol trinken. Dieser führt dem Körper jedoch keine Flüssigkeit zu, sondern entwässert noch mehr (siehe auch den Kasten auf der vorigen Seite).

Mindestens 2 l Wasser täglich benötigt also ein gesunder Erwachsener allein schon im Ruhezustand und unter normalen äußeren Bedingungen, um alle Stoffwechselprozesse aufrechtzuerhalten. Der Bedarf kann jedoch bei Hitze, durch Schwitzen oder körperliche Beanspruchung extrem ansteigen. Zur Deckung des Flüssigkeitsbedarfs reicht eigentlich reines Wasser aus. Natürlich können Sie diesem durch Säfte, Sirupe oder Tees eine Vielzahl von Stoffen beimischen.

Aber Vorsicht: Oft enthalten Fruchtsäfte – wie die Sirupe und viele Erfrischungsgetränke – reichlich versteckte Kalorien in Form von Zucker. Und auch das sollten Sie nicht übersehen: Neben ihrer entwässernden Wirkung (s. Kasten vorne) sind alkoholhaltige Getränke auch sehr kalorienreich. Die gesündesten Getränke sind daher tatsächlich Wasser, Tees und mit Wasser verdünnte reine Frucht- und Gemüsesäfte.

Faustregel: Pro Kilogramm Gewicht braucht Ihr Körper täglich 35 ml reines Wasser, um reibungslos zu funktionieren. Wenn Sie also 65 kg wiegen, sollten Sie täglich knapp 2,3 l (65 x 35 = 2275) Wasser trinken!

Nahrung fürs Herz – die Praxis

Brote – ideale Snacks für zwischendurch

Sicher geht es Ihnen wie unzähligen anderen Menschen: Ihre Mahlzeiten haben sich Ihrem Lebens- und Berufsstil angepasst. Die traditionellen Essenzeiten verlieren mehr und mehr an Bedeutung; Familienmahlzeiten finden immer seltener statt; im Job bleibt keine Zeit für ein vernünftiges Mittagessen. Und auch zu Hause ist an eine lange Zubereitungszeit nicht zu denken. Die Folge davon ist, dass die meisten Berufstätigen auf Fertigangebote zurückgreifen, die manchmal sogar am Schreibtisch verzehrt werden. Zwar beinhalten solche Schnellmahlzeiten nur selten das, was sie versprechen, stattdessen sind sie eher *kalorienreich* und *vitalstoffarm*. Doch es scheint wenig Alternativen zu geben. Scheint! Denn mit nur geringem Aufwand lassen sich aus Zutaten wie Vollkornbrot, Käse, Schinken, Wurst, Kräutern, Gemüse, Salat, Pilzen, Quark, Obst und anderen Kleinigkeiten gesunde und leckere Kleinmahlzeiten zum Mitnehmen herrichten. Probieren Sie es aus!

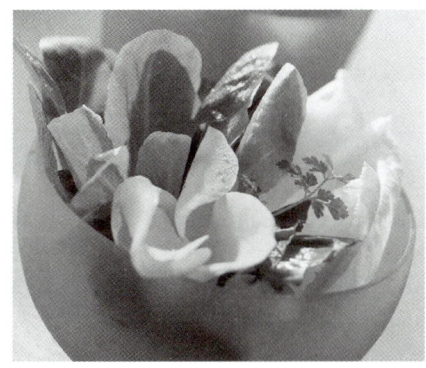

Vorspeisen und Salate – machen Hunger auf mehr

Eine Vorspeise soll appetitanregend sein und zugleich nur wenig Kalorien enthalten. Daher eignen sich kleine, leicht verdauliche Gerichte besonders gut: Geflügel, Fisch oder Gemüse kann mit frischen Kräutern verfeinert serviert werden. Salate können aus einer Vielzahl von frischen Blattgemüsen und anderen Gemüsesorten, etwa Tomaten, Karotten, Gurken, Oliven, Kapern, Pilzen aber auch etwas würzigem Käse und vielen anderen Nahrungsmitteln kombiniert werden. Geeignete Saucen sind Joghurt- und leichte Essig-Öl-Dressings.

Suppen – die sanften Verführer

Suppen lassen sich einfach und schnell zubereiten und enthalten alle Mineralien und Spurenelemente der Zutaten, da nichts weggegossen wird. Sie regen Speichelfluss und Magensaft an und bereiten so die Verdauung vor. Suppen lassen sich aus Brühe und den verschiedensten Einlagen (Gemüse, Fleisch, Fisch, Reis, Nudeln) herstellen – und können in Form eines Eintopfs natürlich auch ein sättigendes Hauptgericht darstellen.

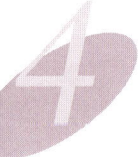

Hauptgerichte

Hauptgerichte können sehr unterschiedlich sein. In vielen Gegenden werden typische Gerichte der Region zubereitet. Dabei wirken sich landestypische Gemüse und Kräuter auf den Geschmack aus. Fleischspeisen richten sich meist nach dem vorhandenen Fleischangebot, sind aber auch von ethischen und religiösen Vorgaben abhängig. Hauptgerichte enthalten meist die essenziellen Nahrungsbestandteile. Auch hier sollten Sie darauf achten, fettarm zu kochen. Bereiten Sie die Nahrungsmittel außerdem möglichst schonend zu: Lassen Sie Gemüse nicht verkochen, und gießen Sie das Garwasser nicht weg, sondern verwenden Sie es für Saucen oder Suppen. In ihm befinden sich die verschiedensten gelösten Nährstoffe.

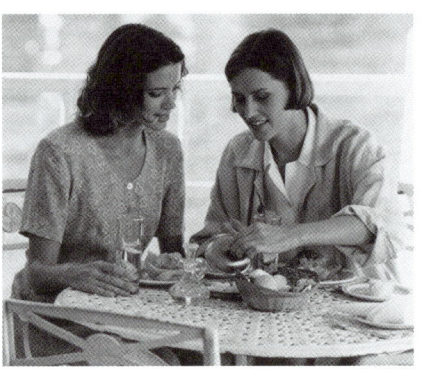

Desserts

Auch bei der Herstellung von Desserts sind der Fantasie keine Grenzen gesetzt. Die länderspezifischen Geschmacksrichtungen gehen von sehr süß – in südlichen Ländern – bis säuerlich, wie man es im Norden oft bevorzugt. Fett als wichtiger Geschmacksträger führt dazu, dass viele Desserts außerordentlich kalorienreich und weniger für eine herzgesunde Ernährung geeignet sind. Verwenden Sie daher statt Sahne oder Buttercreme lieber viel Obst, Nüsse, Getreideprodukte sowie fettarme Milch und Milchprodukte wie Joghurt. Bevorzugen Sie zum Süßen kalter Gerichte kalt geschleuderten Honig statt Zucker, denn er enthält außer Zucker auch Vitalstoffe wie Vitamine und Enzyme.

Fazit: Jeder Mensch ist auf die tägliche Zufuhr von Nähr-, Bau- und Wirkstoffen angewiesen, die die Basis für alle Lebensvorgänge sowie die körperliche Leistungsfähigkeit darstellen. Wichtig für den gesamten Stoffwechsel ist darüber hinaus eine ausreichende Menge an Flüssigkeit. Vor einseitigen Diätkuren zum Abnehmen ist eindringlich zu warnen. Sie führen häufig zu Mangelzuständen und fördern den Jo-Jo-Effekt. Bei einer nötigen Ernährungsumstellung sollten Sie Ihre einmal gewonnenen Ess- und Geschmacksgewohnheiten weitgehend beibehalten und lieber ein Auge auf die Qualität der Lebensmittel sowie auf die Vielfalt ihres Speisezettels haben. Beachten Sie: Nur eine kalorisch ausreichende abwechslungsreiche Mischkost deckt auf Dauer den Nährstoffbedarf.

Vitaminverluste durch ungünstige Zubereitung (Kochen und zu langes Wässern)				
Vitamine	**Verlust**		**Vitamine**	**Verlust**
Vitamin A	bis 30 %		Niacin	20 % und mehr
Vitamin D	gering		Vitamin B12	bis 30 %
Vitamin E	gering		Folsäure	bis 95 %
Vitamin B1	50 % und mehr		Panthothen-	
Vitamin B2	30 % und mehr		säure	bis 50 %
Vitamin B6	35 % und mehr		Vitamin C	40 % und mehr

Was uns besonders wichtig ist

Vitamine – lebensnotwendige Kraftstoffe aus der Nahrung

Mit einer ausgewogenen und vollwertigen Ernährung können wir unseren Vitaminbedarf decken. Überdurchschnittliche körperliche Beanspruchung führt jedoch zu einer Bedarfserhöhung.

Beachten Sie, dass es unter anderem von der Zubereitung der Speisen abhängt, ob die Vitamine erhalten bleiben (s. oben). Schonendes Garen oder Rohverzehr sind daher zu empfehlen.

Empfohlene Tageszufuhr von wichtigen Vitaminen (DGE 2000)	
Vitamin A	1 mg
Vitamin D	0,005 mg
Vitamin E	13 mg
Vitamin K	0,056 mg
Vitamin B1	1,1 mg
Vitamin B2	1,3 mg
Vitamin B6	1,4 mg
Niacin	15 mg
Folsäure	0,4 mg
Vitamin B12	0,003 mg
Vitamin C	100 mg

Kalorienangabe pro 100 Gramm					
Getränk	**Alkohol**	**Kalorien kcal/100 g**	**Getränk**	**Alkohol**	**Kalorien kcal/100 g**
Kaffee ungesüßt	0 %	0	helles Bier	bis 4,3 %	ca. 44
			dunkles Bier	bis 4,5 %	ca. 47
Apfelsaft	Spuren	47	Wein	9–12 %	60–120
Orangensaft	Spuren	49	süßer		
Traubensaft	Spuren	66	Dessertwein	8–10 %	150–190
Limonade	Spuren	ca. 45	Branntwein	35–40 %	245–280
alkoholfreies Bier	bis 0,5 %	ca. 24	Whisky, Cognac	40 %	285
			Rum	bis 80 %	bis 560

Versteckte Kalorien in Getränken

Wenn Sie mehr auf Ihre Linie achten müssen oder wollen, denken Sie daran, dass sich auch in Getränken oft viele Kalorien verstecken, mit denen Sie garantiert nicht gerechnet haben. In der Tabelle auf der vorigen Seite sind die Kaloriengehalte einiger nichalkoholischer und alkoholischer Getränke aufgelistet. Hier sehen Sie auch deutlich, dass Alkohol mit einer Menge an Kalorien zu Buche schlägt.

Versteckte Fette in Lebensmitteln – die Feinde der Gesundheit

Durchschnittlicher Fettgehalt in Lebensmitteln (je 100 g verzehrbarer Anteil)			
Fleisch		Forelle	3 g
Kalbskotelett	3 g	Heilbutt	2 g
Lammschlegel	18 g	Hering	18 g
Rinderfilet	4 g	Kabeljau	0,6 g
Rinderlende	5 g	Lachs	14 g
Schweinefilet	2 g	Tintenfisch	0,9 g
Schweinekotelett	20 g	**Milcherzeugnisse**	
Fleisch- und Wurstwaren		Doppelrahmfrischkäse	32 g
Leberwurst, grob	29 g	Gouda (40 % Fett i. Tr.)	22 g
Schweinemett	28 g	Schlagsahne (30 % Fett)	32 g
Schweinebauch	21 g	Camembert (45 % Fett i. Tr.)	22 g
Salami	33 g	**Kartoffelerzeugnisse**	
Geflügel		Kartoffelchips	39 g
Brathuhn	10 g	Pommes frites	15 g
Gans	31 g	**Süßwaren und Snacks**	
Fische und Meeresfrüchte*		Haselnüsse	61 g
Aal	25 g	Käse-Snacks	38 g
Austern	1 g	Vollmilchschokolade	30 g
Barsch	0,8 g	Blätterteiggebäck	25 g

★   Fischfett ist reich an Omega-Fettsäuren, die der Arteriosklerose entgegenwirken.

Mäßig aber regelmäßig: Sport tut gut – auch Ihrem Herz

Welche Gefühle löst der Begriff *Sport* in Ihnen aus? Diese Frage kommt nicht von ungefähr, denn für viele ist schon die Vorstellung von schwitzenden Körpern und angestrengten Gesichtern so unangenehm, dass sie sich beim besten Willen nicht vorstellen können, *„dauerhaft dabei zu bleiben"*. Diese Einstellung kann vielerlei Gründe haben, von den negativen Erfahrungen beim Schulsport über generelle Trägheit bis hin zum Gefühl der Überforderung. Die Werbung führt uns täglich vor, dass Sport eng mit Jugend und Schönheit verknüpft ist. Wer also das Gefühl hat, sich lächerlich zu machen oder die Idealfigur ohnehin niemals zu erreichen, ist schon von vornehrein total ablehnend eingestellt.

Versuchen Sie, solche selbstquälenden und unsinnigen Gedanken aufzugeben. Wenn der Begriff Sport für Sie einen negativen Beigeschmack hat, dann vertauschen Sie ihn einfach mit dem Wort *Körpertraining*. Damit sind Sie dann auch schon ganz dicht an der Sache, die Sie tatsächlich interessiert: Den Körper so aufzubauen, dass er wieder Quelle der Freude ist. Wenn Sie dem Training regelmäßig etwas Zeit widmen und die ersten Widerstände überwinden, werden Sie schnell bemerken, wie gut es Ihnen tut.

Vorteile eines regelmäßigen Körpertrainings:

- Sie sehen besser aus.
- Sie werden länger ein ausgefülltes und vitales Leben genießen.
- Sie werden vermutlich länger leben.
- Sie bleiben auch im Alter jung und flexibel.
- Sie bekommen wieder mehr Zutrauen zu Ihrer körperlichen Belastbarkeit.
- Sie bauen Ihre Herzangst ab.
- Sie verbessern die Leistungsfähigkeit und Elastizität der Skelettmuskulatur.
- Sie lernen ihre Grenzen kennen.
- Sie tun enorm viel für die Ökonomisierung der Herzarbeit.

Und was noch hinzukommt: Vergessen Sie alle komplizierten Sportarten, die heute in sind. Auch sie sind morgen wieder out und werden von neuen, noch ausgefalleneren abgelöst. Das Einzige, was zählt, ist daher Ihre Überzeugung, dass Bewegung jedem zugute kommt! Es ist sogar ziemlich einfach, ein kleines Bewegungsprogramm zusammenzustellen, dass einzig Ihren Vorlieben und Bedürfnissen entspricht. Eine ganz andere Sache ist natürlich, das Übungsprogramm auch regelmäßig durchzuführen.

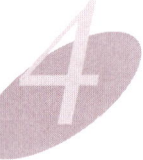

Tun Sie es einfach!

Wie viel Körpertraining ist notwenig, um überhaupt einen Effekt zu bewirken? Die Antwort wird Sie freuen: Es ist weniger, als Sie wahrscheinlich befürchten.

In einer 1989 veröffentlichten 8-Jahres-Studie zum Zusammenhang zwischen dem Niveau körperlicher Leistungsfähigkeit und der Mortalitätsrate bei gesunden Männern (Teilnehmerzahl: 10 224) und Frauen (3 120) waren überraschende Ergebnisse festgestellt worden. Die Teilnehmer wurden nach einem Fitness-Test in fünf Leistungskategorien eingeteilt: Gruppe 1 (am wenigsten belastbar) bis Gruppe 5 (am leistungsfähigsten). Nach Ablauf der acht Jahre wurde festgestellt, dass die Todesrate bei der niedrigsten Leistungsgruppe ebenso hoch lag wie die der höchsten Leistungsgruppe. Der größte Unterschied lag insbesondere bei den Männern der Gruppe 1 und 2. Das Ergebnis dieser Studie: Ein Spaziergang von 30 Minuten am Tag konnte das Risiko eines frühzeitigen Todes genauso reduzieren wie ein Lauftraining über 30 bis 40 Meilen die Woche. Ein weiteres Resultat war, dass auch Todesursachen wie Krebs oder andere Erkrankungen in den Leistungsgruppen 2 bis 5 wesentlich seltener auftraten als in Gruppe 1, die hauptsächlich eine sitzende Tätigkeit ausübte.

Vergleichbare Resultate wurden von zahlreichen Studien bestätigt.

Dies alles kann körperliche Bewegung verbessern:
- Ihr Herz wird durch den Trainingseffekt entlastet.
- Risikofaktoren werden abgebaut.

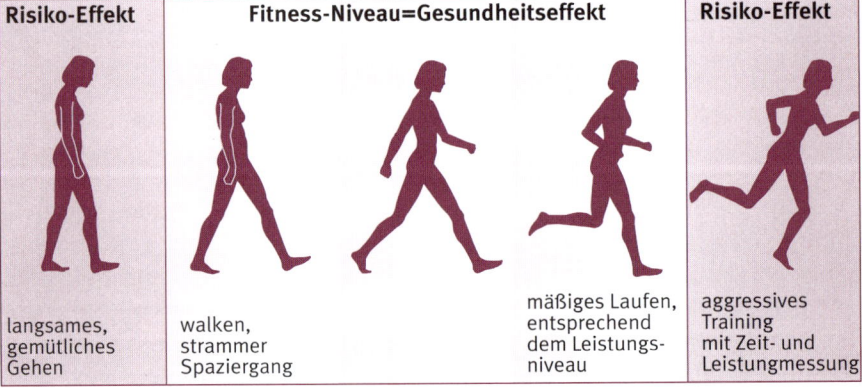

Risiko-Effekt	Fitness-Niveau=Gesundheitseffekt			Risiko-Effekt
langsames, gemütliches Gehen	walken, strammer Spaziergang		mäßiges Laufen, entsprechend dem Leistungsniveau	aggressives Training mit Zeit- und Leistungmessung

Studie: Blair, S.N./Kohl H.W./Pfaffenberger R.S. et al.: Physical fitness and all-cause mortality, JAMA 1989, 262, S. 2395–2401.

- Der Blutdruck sinkt.
- Die Blutfette werden vermindert.
- Ihr Zuckerstoffwechsel wird verbessert.
- Wenn Sie übergewichtig sind, werden die Pfunde purzeln.
- Ihre gesamte Blutgerinnung wird günstig beeinflusst.

Vorsicht vor Fitness-Gurus!

Schon seit längerer Zeit wird vor einer allzu intensiven Belastung gewarnt. Wichtig ist, dass es Ihnen gelingt, durch regelmäßige körperliche Betätigung von einer extrem niedrigen Stufe der Belastbarkeit zur nächsthöheren zu gelangen. Das „Iron-Man-Programm" ist sicher unangemessen für Sie. Denn es ist einfach nicht wahr, dass Sie nur dann etwas für Ihre Gesundheit getan haben, wenn Sie erfolgreich an einem kleinen Marathon teilnehmen können.

Fazit: Lassen Sie sich von falschen Vorstellungen über körperliche Fitness nicht aus dem Konzept bringen. Sie profitieren von einem **regelmäßigen, moderaten Training** tatsächlich mehr als gemeinhin angenommen wird. Und: Wenn Sie Lust dazu haben, können Sie natürlich auch mehr tun. Körperliche Bewegung hält nicht nur fit und gesund, sondern kann eine angeschlagene Gesundheit deutlich verbessern.

Die ambulante Herzgruppe

Besonders wenn Sie die Geselligkeit lieben und sich erst einmal an die regelmäßige Bewegung gewöhnen müssen, ist es ratsam, die wirklich herausragenden Programme der Herzsportgruppen zu testen. Solche Gruppen werden von Ärzten geleitet, sodass Sie hier unter medizinischer Obhut auch dann aktiv werden können, wenn Sie bereits an einer diagnostizierten Herzerkrankung leiden.

Ambulante Herzsportgruppen gibt es in ganz Deutschland. Sie wurden Ende der Sechzigerjahre von der Deutschen Gesellschaft für Prävention und Rehabilitation von Herz-Kreislauf-Erkrankungen ins Leben gerufen. Seitdem werden immer mehr Herzgruppen gegründet.

Zurzeit haben wir in Deutschland 5 434 Herzgruppen, in denen 110 000 Personen aktiv sind. Betreut werden diese Gruppen von 7 000 Ärzten und noch mehr Übungsleitern. Zu Beginn der Herzgruppenarbeit wurden zunächst nur Infarktpatienten aufgenommen. Inzwischen befinden sich in den Gruppen auch Patienten mit Herzklappenersatz und Herzrhythmusstörungen.

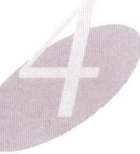

Was die Herzsportgruppe leistet

Herzsportgruppen sind im Vergleich mit anderen Sportgruppen für Herzpatienten sicherer, da Zwischenfälle nicht ausgeschlossen werden können. Genaue Richtlinien garantieren hier ein Trainingsprogramm auf gleich bleibend hohem Niveau. Immer steht ein Arzt mit seiner speziellen Notfallausrüstung bereit. Zusammen mit dem spezialisierten Übungsleiter (meistens Übungsleiterinnen) entsteht ein eingespieltes Hilfsteam, das alle Wiederbelebungsmaßnahmen beherrscht. Erfreulicherweise kommen diese Sicherheitsmaßnahmen äußerst selten zum Einsatz, was zeigt, dass das Programm auf die Leistungsfähigkeit der Gruppenmitglieder abgestimmt ist. Sie werden entweder von der Rehaklinik oder von Ihrem behandelnden Arzt in eine Herzgruppe überwiesen. Die Krankenkassen zahlen auf Antrag etwa vier Euro pro Übungsstunde dazu. Die Herzgruppe kann einen eigenen Verein bilden und Mitglied im Sportbund werden. Meist sind die Gruppen jedoch Abteilungen eines etablierten Sportvereins. Eine Unfallversicherung besteht über den Sportbund.

Herzsport – besonderer Nutzen für Frauen!

Natürlich treffen alle Empfehlungen in diesem Buch auch auf Männer mit Herzproblemen zu. Doch verschiedene Behandlungsempfehlungen bringen Frauen speziellen Nutzen. Warum das so ist, liegt wie schon vorher ausführlich beschrieben an den hormonellen Besonderheiten.

Darum möchten wir Ihnen an dieser Stelle die generellen Vorteile eines regelmäßigen Bewegungstrainings für Ihren Körper nahe bringen. Und die sind in der Tat bemerkenswert:

- Figur und Haltung werden verbessert.
- Sport verbraucht Energie, das Gewicht bleibt stabil.
- Körper und Geist bleiben flexibel.
- Stress kann abgebaut werden.
- Das Herz-Kreislauf-System wird ökonomisiert.
- Die Lunge wird besser belüftet.
- Muskelarbeit fördert die körperliche Leistungsfähigkeit.
- Osteoporose kann verhindert werden.
- Abwehrmechanismen gegen Infektionen werden gestärkt.
- Ihre Stimmung bessert sich, Depressionen wird entgegengewirkt, sie werden ausgeglichener.
- Risikofaktoren werden abgebaut.

Wenn Sie diese Auflistung lesen, werden Sie sich vielleicht darüber ärgern, dass Sie nicht schon früher mit dem Körpertraining angefangen haben. Zu Ihrer Beruhigung: Es ist nie zu spät, etwas so Sinnvolles zu beginnen. Vielleicht ermutigt Sie auch das folgende Beispiel, selbst Initiative zu ergreifen. Es gehört gar nicht so viel dazu, eine Gruppe ins Leben zu rufen.

Ein Beispiel aus der Praxis

„Bewegt abnehmen" –

nach Prof. Dr. med. Ingeborg Siegfried
Dieses Programm aus der Gemeinde Biebertal zum Abbau von Risikofaktoren und zur Prävention von Herz-Kreislauf-Erkrankungen ist sehr einfach übertragbar auf andere Gemeinden. Es ist für die Krankenkassen kostenlos. Die Kosten werden von den Teilnehmern bezahlt. Diese belaufen sich auf ca. 100,– Euro pro Teilnehmer. Die Teilnehmerzahl sollte ca. 20 pro Kurs nicht übersteigen. Kursdauer: 3 Monate.

Ziel der Aktion

„Bewegt abnehmen" ist eine Maßnahme in der Gemeinde Biebertal, die durch Zusammenarbeit mehrerer Institutionen entstand. Der erste Kursus wurde im Herbst 1993 durchgeführt und brachte einen guten Erfolg. Die Besonderheit der Maßnahme liegt in der *Verbindung von Schulung, Praxis und individueller Beratung zu Ernährung und Sport*. Auf die Kontrolle der Diät oder das Verteilen von Diätrezepten wurde bewusst verzichtet. Grundsätzlich soll sich die Ernährungs-

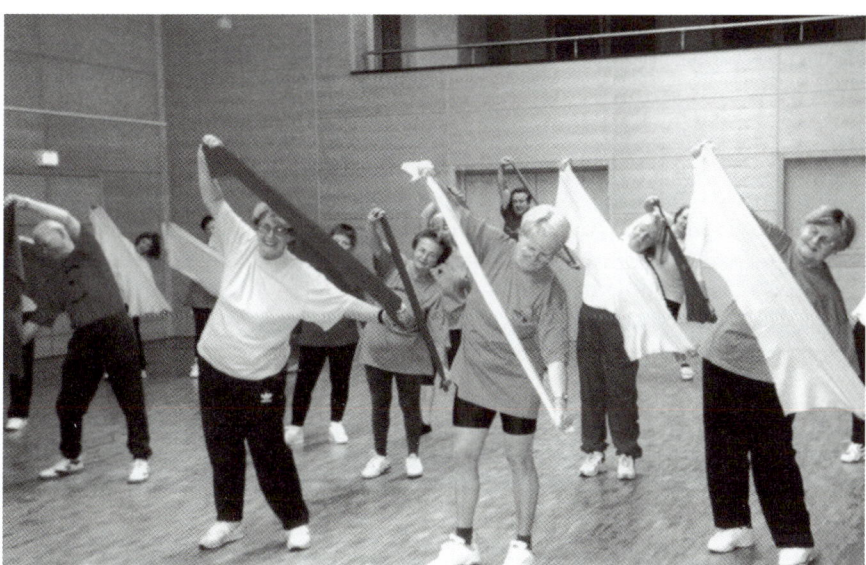

Modell-Projekt Aktion – Gesund und fit in Biebertal

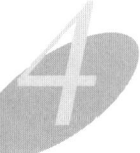

weise nicht ändern. Lediglich die Zu-
sammensetzung und Menge der Ernährung werden individuell angepasst.
Sportliche Aktivitäten werden ebenfalls
individuell ausgewählt: „Bewegt abnehmen" soll ein Beispiel dafür geben,
dass nur diejenigen gesundheitlichen
Umstellungen eine Wirkung haben, die
im Gegensatz zu erzwungenen Kurzzeit-
umstellungen eine langfristige Verhal-
tensänderung bewirken. Deshalb treffen
sich die Kursteilnehmer auch nach Ablauf des Kurses in größeren Abständen
in einer Selbsthilfegruppe, um die Kontrolle des Erfolges auf Dauer sicherzu-
stellen.
Von zahlreichen Herzgruppen wird
außerdem auch die Möglichkeit be-
treuter Gruppenreisen angeboten.

Benötigt wird dazu ein Team
1. Arzt (Betreuung, erste Hilfe)
2. Diätassistentin für eine begleitende
   Ernährungsberatung (Kochkurse)
3. Übungsleiter mit Grundausbildung
   (Entspannungskurse, Tanzkurse)
4. Büro für Schreibarbeiten
   (Gemeinde)

**Eine Einheit läuft nach folgendem
Schema ab**
- Gruppengespräch
- Aufwärmphase
- Gymnastikphase
- Ausdauerphase
- Entspannungsphase
- Gruppengespräch
(Puls- und Blutdruckmessung vor und
nach der Belastung.)

Voraussetzungen für die Teilnahme am ambulanten Herzsport
1. Einverständnis des behandelnden Arztes einholen; der eine gründliche
   Untersuchung vornimmt.
2. Keine Zeichen von Herzschwäche (Herzinsuffizienz) in Ruhe und nach
   Belastung nachweisbar.
3. Blutdruckstabilität vor und nach Belastung vorhanden.
4. Kein Verdacht oder Nachweis einer Herzaussackung (Aneurysma).
5. Belastungsfähigkeit auf dem Fahrradergometer von 75 Watt, ohne das
   Gefühl von Herzenge und ohne nachweisbare Ischämie (Sauerstoffman-
   gelversorgung) im EKG.
6. Vorhandene Herzrhythmusstörungen sind unter Kontrolle.
7. Aktueller und ausgefüllter Untersuchungsbogen liegt vor.

Die richtige Beratung beim Sportarzt
Vielleicht wollen oder müssen Sie gar nicht in eine Herzsportgruppe. Viel-
leicht betreiben Sie ohnehin schon mehr oder weniger regelmäßig eine
Sportart. Dann können Sie sich bei einem Sportarzt detailliertere Auskünfte
über Ihre Leistungsfähigkeit einholen, das Maß Ihrer Belastbarkeit sowie
Empfehlungen für ein geregeltes Fitness-Training. Auf dem „Grünen Re-

zept" vermerkt Ihr Arzt genau, welche Sportart für Sie infrage kommt und welche Belastung er Ihnen anrät. Auch physikalische Maßnahmen können hier eingetragen werden.

Sie selbst können auf der Rückseite des Rezepts Ihre Leistungen eintragen und diese durch Puls- und Blutdruckwerte in Ruhe und Belastung ergänzen. Optimal ist es, wenn Sie später die exakten Eintragungen Ihrem behandelnden Arzt vorlegen.

Das „Grüne Rezept" (nach Dr. Gossner)

Dr. Mustermann
Musterhausen

Rp.

Vorderseite

Alter _____ Größe _____					Erkrankungen bisher:
Datum	Gewicht	Ruhepuls morgens gemessen	Puls nach geübter Belastung	RR	Erkrankungen z. Zt.:
					Medikamenteneinnahme:
					med. Behandlungen:

Rückseite

Das *Grüne Rezept* eignet sich für Gesunde und Herzkranke, denen entsprechend ihren körperlichen Einschränkungen gezielte körperliche Bewegung verordnet wird.

Aber nicht nur Ihr Arzt hat ein Auge auf Ihre Gesundheit. Auch Sie selbst werden durch regelmäßiges Trainieren und die richtige Anleitung von den Übungsleitern mehr über Ihren Körper erfahren. Ganz wichtig sind Warnsignale, die Sie zu schnellen Reaktionen veranlassen müssen. In den begleitenden Seminaren und Gesprächen werden akute und dauerhafte körperliche Besonderheiten durchgesprochen.

Beachten Sie, dass unter bestimmten Bedingungen körperliches Training die Herzleistung nicht fördert, sondern sich sogar schädlich auswirken kann.

Dies ist der Fall bei:

- Einer bereits in Ruhe oder bei geringer Belastung bestehenden Herzleistungsschwäche,
- einer deutlichen Herzvergrößerung,
- einem erheblichen Bluthochdruck,
- hochgradigem Übergewicht,
- einer erheblichen Blutarmut,
- einer akuten Verschlimmerung einer koronaren Herzkrankheit beziehungsweise wenn Angina-Pectoris-Anfälle bereits in Ruhe auftreten,
- allen akuten Infektionen.

Training ist kontraindiziert bei folgenden Befunden:

- Akuter Herzschwäche (Insuffizienz)/Lungenstauung,
- frischem Herzinfarkt, instabiler Angina Pectoris,
- gefährlichen Herzrhythmusstörungen,
- Aortenstenose, hypertropher obstruktiver Kardiomyopathie,
- aktiver Herzmuskelentzündung (Myokarditis),
- kürzlich abgelaufenen Embolien,
- unkontrolliertem Bluthochdruck (diastolisch > 115 mm Hg),
- akuten fieberhaften Infekten.

Aus diesem Grund ist es nicht unratsam, sondern unabdingbar, dass Sie bei Vorerkrankungen am Herzen oder akuten Beschwerden Ihren Arzt um Rat fragen.

Wer rastet, der rostet – wie Sie selbst Ihr Training in die Hand nehmen können

Wussten Sie, dass Thomas Jefferson (1743–1826), der zweimalige Präsident der Vereinigten Staaten und Verfasser der Unabhängigkeitserklärung (also ein durchaus beschäftigter Mann) täglich zwei Stunden seinem Körpertraining widmete?

Wenn Sie in Zukunft auch etwas für sich tun wollen, sollten Sie vorab Ihren Arzt konsultieren, wenn Sie

- über 30 sind,
- seit vielen Jahren keinen Sport mehr getrieben haben,
- seit längerem eine Leistungsschwäche verspüren,
- eine Herzerkrankung haben.

Vermutlich wird der Arzt Sie einem kleinen Belastungstest unterziehen. Dazu gehören die Untersuchung des Herz-Kreislauf-Systems (Blutdruck, Puls, EKG während Sie auf dem Laufband sind). Danach bleibt eigentlich nur noch die Frage zu klären: Für welche Sport- oder Bewegungsart wollen Sie sich eigentlich entscheiden? Nicht jeder mag in ein Fitnessstudio gehen, um sich dort aufs Laufband oder das Fahrrad zu setzen, wo es doch draußen in der Natur schöner – und kostengünstiger geht. Denken sie daran: Bei der Auswahl einer Sportart ist nur wichtig, was Sie anspricht und motiviert!

An folgenden Beispielen sehen Sie, wie einfach es ist, kleine Trainingssequenzen in Ihren Alltag einzubauen.

- Gehen Sie zu Fuß zu Ihrer Arbeit oder nehmen Sie Ihr Fahrrad. Wenn Sie einen weiteren Weg haben und das Auto nehmen müssen, können Sie etwas entfernt von Ihrer Arbeitsstelle parken und den restlichen Weg zu Fuß gehen.
- Steigen Sie Treppen und verzichten Sie auf den Fahrstuhl. Nach kurzer Zeit wird es Ihnen wahrscheinlich vermutlich peinlich sein, dass Sie früher schon für zwei Stockwerke immer den Lift benutzt haben.
- Nach der Arbeit können Sie allein, mit einem Freund oder Ihrem Partner einen Spaziergang machen. Das baut Arbeitsstress ab und bringt Nähe zu einem vertrauten Menschen. Außerdem verbessert es Ihre Immunabwehr.
- Gehen sie öfter tanzen, das macht Spaß und bringt Fitness.
- Gewöhnen Sie sich an, alle Telefongespräche im Stehen zu führen oder dabei herumzugehen.

Zwei Trainingsformen: aerob und anaerob

Ihr Körper kennt zwei Wege der Energiebereitstellung:
- anaerob, das heißt ohne Sauerstoff,
- aerob, das heißt mit Sauerstoff.

Durch die anaerobe Energiebereitstellung werden kurze und intensive Aktionen möglich, beispielsweise wenn Sie losrennen müssen, um den Bus zu erreichen. Ihr Organismus kann dann zwar diese Energie bereitstellen, arbeitet aber insgesamt sehr ineffektiv, da Milchsäure als Stoffwechselabfallprodukt entsteht, die Muskelkrämpfe, Muskelkater und Muskelschmerzen verursachen

kann. Bei der aeroben Energiebereitstellung wird Energie für länger andauernde Tätigkeiten frei. Sie ist effektiver und hat keine Nebenwirkungen.

Zu Beginn einer Trainingseinheit greift der Körper zunächst auf die anaerobe Energiebereitstellung zurück, aber schon nach etwa einer Minute wird sie von der aeroben abgelöst. Wenn Sie jedes Training langsam beginnen, können Sie daher Muskelkater vermeiden.

Fazit: Sportarten, die eine aerobe Energiebereitstellung gestatten, sind beim Herzsport unbedingt zu bevorzugen.

Beim Herzsport stehen die folgenden sportlichen Fähigkeiten im Zentrum	
Ausdauer	+++
Kraft	+
Koordination	+++
Flexibilität	+
Schnelligkeit	–

- Planen Sie Ihren Urlaub so, dass Sie Wanderungen oder Fahrradtouren unternehmen können. So lassen sich fremde Landstriche ohnehin viel besser erkunden.
- Sie sind am Flughafen – nutzen Sie Ihre Füße und nicht die Laufbänder!
- Vermerken Sie in Ihrem Terminkalender von nun an, wann Sie trainieren wollen. Vergessen oder übergehen Sie diesen Termin nicht, denn er ist eine feste Verabredung mit Ihrer Gesundheit!
- Schaffen Sie sich ein Fahrradergometer oder einen Stepper an, mit dem Sie zu Hause beim Fernsehen ein wenig trainieren können. Wenn Sie dabei Gewichte zur Hand nehmen, können Sie sogar Ihre Armmuskulatur kräftigen.

Ihr persönliches Programm zur Herz-Fitness

Wenn Sie nur dreimal in der Woche Ihr persönliches Trainingsprogramm (ein Beispiel dafür finden Sie ab Seite 112) einhalten, bewirken Sie eine spürbare Konditionssteigerung. Aber beachten Sie die folgenden grundsätzlichen Dinge, bevor Sie starten:

1. Das Schuhwerk

Sparen Sie auf keinen Fall an der Ausrüstung! Besonders Ihr Schuhwerk sollte höchsten Anforderungen entsprechen. Wählen Sie einen für Ihre Sportart angemessen Sportschuh aus. Beratung erhalten Sie in guten Sportfachgeschäften oder Schuhläden.

2. Die Sportbekleidung

Als Oberbekleidung wählen Sie Stoffe aus Baumwolle oder Mikrofasern, die Schweiß gut nach außen abgeben, Sie zugleich aber vor schlechtem Wetter schützen (zum Beispiel GoreTex).

3. Flüssigkeitshaushalt

Trinken Sie ausreichend vor, während und nach dem Sport. Je nachdem, welche Sportart Sie ausüben, sollten Sie auf einen gewissen zeitlichen Abstand achten sonst entsteht wahrscheinlich Seitenstechen. Ihr täglicher Flüssigkeitsbedarf liegt bei etwa zwei Litern. Bei körperlicher Betätigung, besonders wenn Sie schwitzen, nimmt er zu!

4. Mobilisieren und Aufwärmen

Vernachlässigen Sie diesen Punkt nie! Nur so können Sie die anaerobe Ausbeutung Ihrer Energiereserven und eine Schädigung der Gelenkknorpel verhindern. Außerdem beugen Sie damit schmerzhaften Zerrungen kalter Muskeln vor. Mobilisieren Sie vor dem Training alle Gelenke ohne Belastung durch sanftes Kreisen und Dehnen.

5. Auswahl Ihrer Sportart

Überstürzen Sie nichts, nur um neuen Trends zu folgen. Suchen Sie sich lieber eine Sportart aus, die Sie ohne viel Aufwand ausüben können, wo immer Sie gerade sind. Beurteilen Sie Ihr Leistungsniveau kritisch.

6. Technik beherrschen!

Erlernen Sie die für Ihre Sportart notwendige Technik richtig. Selbst durch einfaches Laufen können durch Fehlbelastungen orthopädische Folgeprobleme entstehen.

7. Vermeiden Sie Überforderung!

Beurteilen Sie Ihre Möglichkeiten kritisch. Respektieren Sie die Grenzen, die Ihnen Ihr Körper setzt. Achten Sie besonders darauf, dass

- Sie ohne Maximalkraft aktiv sind,
- Sie keine Pressatmung machen,

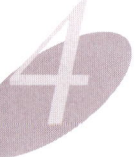

Tipps für geeignete Freizeitsportarten	
Alleine oder zu zweit	• Wandern/Strandwandern/Skiwandern • Laufen • Gehen • Schwimmen (sollte bei Herzkranken allerdings vom Arzt abgesegnet werden) • Rad fahren • Rudern • Tanzen • Gymnastik • Ergometertraining
In der Gruppe oder Mannschaft	• Prellball • Ball über die Schnur • Volleyball (mit entschärften Regeln) • Family-Tennis (langsamer Schaumstoffball) • Staffelspiele, Wahrnehmungsspiele
Als weniger oder gar nicht geeignet sind die folgenden Beispiele anzusehen	Bitte führen Sie keine Wettkämpfe durch, da hierbei zu der körperlichen Belastung auch noch der Wettkampfstress hinzukommen kann. Aktivitäten, die eine sehr ungleichmäßige Belastung bewirken, aktivieren mehr das anaerobe System (zum Beispiel Wettkämpfe, Hochleistungssport, Golf, Kegeln).
Nicht geeignete Spiele	• Fußball • Handball • Basketball • Tennis

● Sie öfter Lockerungs- und Ruhephasen einlegen,
● Sie orthopädische Schwachstellen (besonders Kniegelenke!) schonen.

8. Kalkulieren Sie Risiken ein!

Wenn Sie aufgrund einer bereits diagnostizierten Herzerkrankung ein gewisses Risiko tragen, sollten Sie unbedingt vor Beginn der sportlichen Tätigkeit Ihren Arzt konsultieren.

Mit ihm oder ihr besprechen Sie auch, in welchen Abständen Sie Ihren gesundheitlichen Status kontrollieren lassen. Erkundigen Sie sich, ob Sie immer etwas für Notfälle bei sich haben sollten (zum Beispiel Nitrospray oder Aspirin).

9. Umsichtig bleiben!
Bedenken Sie, was für ein gutes Trainingsergebnis wichtig ist. Achten Sie zum Beispiel auf das Wetter und passen Sie sich ihm an.

10. Gezielt zur Ruhe kommen!
Nach jeder Trainingseinheit sollten Sie sich ausreichend Zeit nehmen, bis der Puls wieder seinen normalen Wert erreicht hat. Gehen Sie zum Beispiel einige Minuten umher, ohne sich anzustrengen, und atmen Sie tief ein und aus. Entspannen Sie sich am Ende jeder Trainingseinheit.

Einflüsse des Wetters auf Ihre Herz-Kreislauf-Funktion	
Altweibersommer	günstig
feuchtkalte Nebeltage	ungünstig
hohe Luftfeuchtigkeit	ungünstig
Kälte (Temperaturen unter 0 °C)	sehr ungünstig

Einfach und effektiv: Walking – eine Sportart, die keiner lernen muss!

Forscher an der Harvard Medical School haben 40 000 Frauen im Alter von über 45 Jahren auf ihren Kalorienverbrauch und den resultierenden Gesundheitseffekt durch schnelles Gehen untersucht. Heraus kam, dass unabhängig von der Geschwindigkeit das Risiko für einen Herzinfarkt reduziert wurde. Frauen, die 600 Kalorien pro Woche verbrannten, erkrankten allerdings nur halb so häufig wie Frauen, die lediglich 200 Kalorien wöchentlich verbrannten.

Das Tolle am Walking: Es ist völlig unkompliziert und beinahe überall durchzuführen. Denn gehen kann jeder, das braucht man nicht zu lernen. Allerdings gibt es ein paar Regeln zu beachten, wenn das Gehen den richtigen Ausdauereffekt haben soll. Übrigens: Neuerdings wird Walking mehr empfohlen als Jogging. Und das hat seine Gründe. Beim korrekten Walken werden letztlich mehr Muskeln eingesetzt

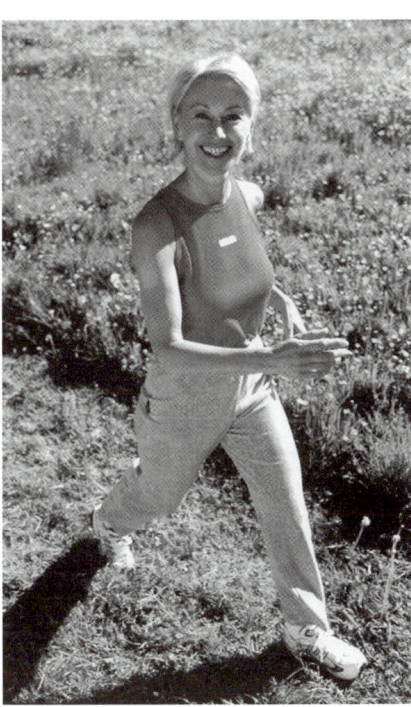

Drei Geschwindigkeits-Kategorien werden empfohlen		
Stufe 1	Für Einsteiger und Untrainierte	Gehgeschwindigkeit von 110 Schritten pro Minute
Stufe 2	Für Fortgeschrittene	Gehgeschwindigkeit von 122 Schritten pro Minute
Stufe 3	Für Trainierte	Gehgeschwindigkeit von 134 Schritten pro Minute

als beim Joggen (etwa ein Sechstel der Körpermuskulatur), da die Arme aktiv mitbewegt werden. Sie haben dabei immer Kontakt mit dem Boden, während beim Joggen beide Füße für einen Moment lang ohne Bodenkontakt sind. Das Landen auf dem Boden ist entsprechend härter. Sind Sie noch jung und gesund, spielt das auf den ersten Blick keine Rolle. Doch wenn die Gelenke schon einige Strapazen durchgemacht haben, können solche Belastungen Schmerzen auslösen und Gelenkschäden verstärken. Besonders unter Frauen ist das Walken mittlerweile sehr beliebt, da es kein Hüpfen und Springen erfordert.

Die Technik ist denkbar einfach:

- Oberkörper bleibt aufrecht,
- Arme schwingen im Gehrhythmus mit,
- Fuß rollt von der Ferse her ganz ab.

Walking gilt als optimale Ausdauersportart zur Ökonomisierung des Herz-Kreislauf-Systems. Um Überlastungen zu vermeiden, sollte die Pulsfrequenz während der Walkingphase überprüft werden.

Wirksamste Trainingsfrequenz = 180 – Lebensalter

Eine 50-jährige Frau sollte demnach eine Pulsfrequenz von 130 Schlägen pro Minute nicht übersteigen.

Walking kann in vier Phasen optimal durchgeführt werden		
Phase 1	Aufwärmphase	3 Minuten lang langsames Gehen mit bewusstem Atmen; Mobilisierung
Phase 2	Dehnungsphase	5 Minuten lang (auch den Oberkörper dehnen)
Phase 3	Walkingphase	23 Minuten lang (Geschwindigkeit steigern bis 134 Schritte pro Minute)
Phase 4	Abkühlphase	8 Minuten lang langsamer werden; zum Schluss 3 Minuten lang Dehnungen für alle wichtigen Muskelgruppen

Für Neueinsteiger und Fortgeschrittene:
Diese Fakten sollten Sie kennen!

Wenn eine der folgenden Beschwerden beim Training auftritt, müssen Sie Ihr Sportprogramm umgehend beenden und Ihren Körper in eine ruhigere Kreislaufsituation bringen. Lassen Sie umgehend einen Arzt rufen!

- Plötzlich einsetzendes Schwindelgefühl.
- Extreme oder wiederholt auftretende Erschöpfung.
- Ungewöhnlich starkes Schwitzen.
- Schnelle, zum Teil unregelmäßige Herzschläge.
- Luftnot.
- Stark verzögerte oder fehlende Erholung.
- Neu auftretende oder stärker werdende Schmerzen in der Brust, im Bereich des Kiefers, in Rücken, Armen oder Oberbauch, Angina-Pectoris-Beschwerden, die auch nach dem Ausruhen beziehungsweise der Einnahme einer Nitrokapsel nicht besser werden.

Wenn Sie sich bei Training mal übernommen haben, werden Sie das nachhaltig spüren: Die Regenerationsphase dauert dann wesentlich länger als sonst; Ihr Puls erreicht nicht so schnell wie sonst seine Ruhefrequenz. Fragen Sie sich, was die Gründe hierfür sein könnten:

- Zu wenig Schlaf in der Nacht davor?
- Zu viel Stress im Job?
- Das Training übertrieben?

Belastungskontrolle: Maximale und optimale Trainingspulsfrequenz		
Alter	Maximale Pulsfrequenz (Schläge pro Minute)	Trainingspuls (60–75 % der maximalen Pulsfrequenz)
20–24	200	120–150
25–29	190	144–142
30–34	185	112–140
35–39	180	111–138
40–44	180	107–134
45–49	175	105–131
50–54	170	102–127
55–59	165	99–123
60–64	160	96–120
65–69	155	93–116
70 und älter	150	90–113

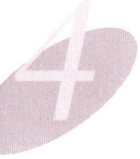

Energieverbrauch bei Belastung	
Sportart	Kalorienverbrauch pro 30 Minuten
Gehen	
4 km/Std.	95
6 km/Std.	160
Laufen	
9 km/Std.	300
12 km/Std.	345
15 km/Std.	400
Radfahren	
10 km/Std.	85
20 km/Std.	235
Skilanglauf	
6 km/Std.	340
10 km/Std.	450
14 km/Std.	700
Schwimmen	
alle Stile	200–400
Tanzen	
alle Varianten	100–200

Energieverbrauch bei unterschiedlicher Belastung (empfohlene Sportarten)
An dieser Tabelle wird eindrucksvoll deutlich, dass man schon relativ viel tun muss, um eine nebenbei verzehrte Portion Sahnetorte (400 bis 500 Kalorien) zu verbrennen. Einmal erreichte körperliche und seelische Stabilität sind kein Kapital, von dem Sie für immer profitieren können – Sie müssen stets aufs Neue etwas dafür tun.
Bedenken Sie, dass Ihre Gesundheit Ihre wichtigste Ressource ist. Als junger Mensch nimmt man das nicht so ernst. Dennoch lohnt es sich, schon früh mit der Körperarbeit zu beginnen. Sie sorgt für Leistungsfähigkeit und Fitness, was wiederum Selbstvertrauen, Ausgeglichenheit und Wohlbefinden fördert.

Schluss mit dem Rauchen!

Die meisten wissen, dass Rauchen eine Ursache für Lungenkrebs ist. Wussten Sie aber auch, dass starkes Rauchen sehr viel häufiger Ihre Gefäße und Ihr Herz angreift? Die Ursache liegt darin, dass Nikotin und andere Inhaltsstoffe der Zigarette in den Blutstrom gelangen und die Innenauskleidung besonders der Koronararterien verletzen.

Es gibt keine „sichere Zigarette"

Das Risiko, im mittleren Alter einen Herzinfarkt zu erleiden, ist bei Rauchern fünfmal so groß wie bei Nichtrauchern. Dabei ist es ganz unerheblich, ob der Teergehalt der Zigarette hoch oder niedrig ist.
In einer englischen Studie (14 000 Teilnehmer) waren Forscher zu diesem Ergebnis gekommen, weil in jungen Jahren die Studienteilnehmer außer dem Zigarettenkonsum keinerlei weitere Risikofaktoren für Herzinfarkt

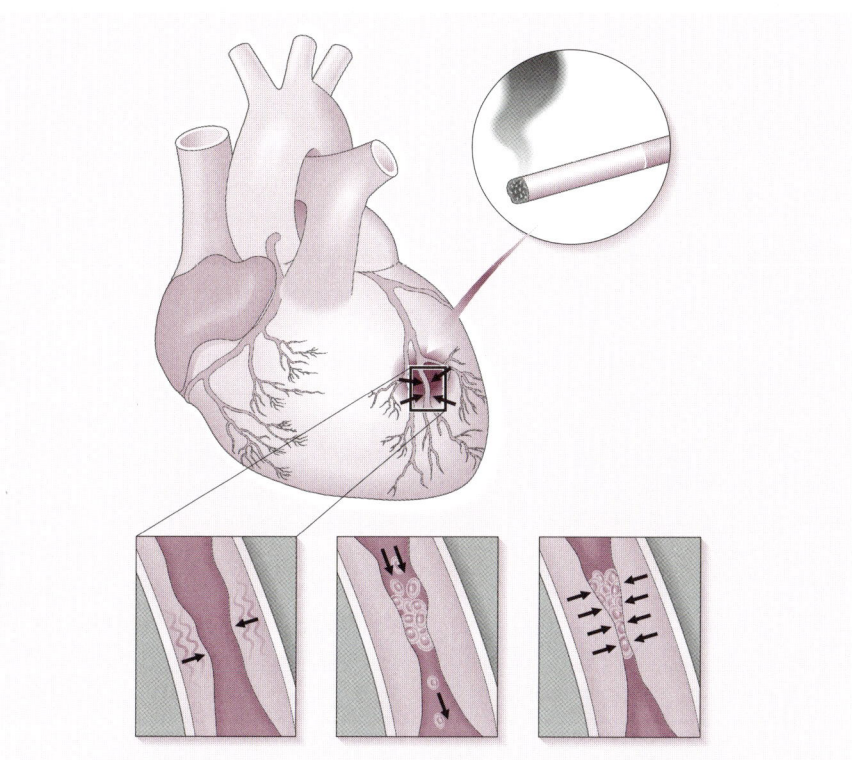

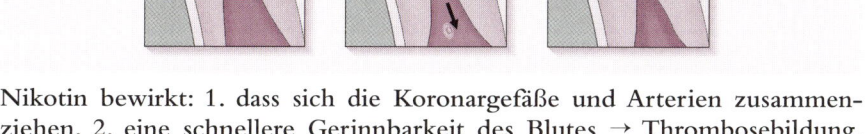

Nikotin bewirkt: 1. dass sich die Koronargefäße und Arterien zusammen-ziehen, 2. eine schnellere Gerinnbarkeit des Blutes → Thrombosebildung, 3. ein erneutes reffektorisches Zusammenziehen der Arterien (Spasmus) und Blockierung der Gefäße.

hatten. Bei den älteren Studienteil-nehmern relativierten sich die Zah-len, da mit zunehmendem Alter auch die Anzahl weiterer Risikofak-toren sich vermehrten.

Nur wenn Sie sich das Rauchen ab-gewöhnen, können Sie sich vor die-sen dramatischen Folgen schützen. Meist klappt das, wenn Sie sich oh-

Herzinfarktrisiko		
Alter	Nichtraucher	Raucher
30–39	1	6,3
40–49	1	4,7
50–59	1	3,1
60–69	1	2,5
70–79	1	1,9

nehin schon für eine Veränderung Ihrer Lebensweise entschieden haben. Dann entsteht so eine Art Domino-Effekt, der alles weitere nachhaltig be-einflusst. Die gute Nachricht dazu: In Studien konnte nachgewiesen wer-

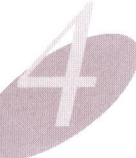

den, dass sich das Herzinfarktrisiko im Laufe von drei Jahren um 64 % verringert, wenn Sie aufhören zu rauchen.

Besonderer Frauen-Bonus: Wenn Frauen mit dem Rauchen aufhören, sinkt das Herzinfarktrisiko nach drei Jahren nahezu auf das Niveau von Nichtraucherinnen.

Raucher-Check

Ich rauche:

- [ ] weil es mir schmeckt
- [ ] aus Spaß und Genuss
- [ ] aus Gewohnheit
- [ ] damit meine Hände beschäftigt sind
- [ ] weil ich ab und zu eine Pause einschieben möchte
- [ ] weil eine Zigarette Gemütlichkeit ausstrahlt
- [ ] weil mein Körper danach verlangt
- [ ] andere Gründe: _____

Raucher-Check

Seien Sie ehrlich zu sich selbst. Finden Sie die Gründe, warum Sie nicht ohne Tabak leben wollen!

Ohne dass wir Ihre Gewohnheit hier bewerten möchten, lässt sich festhalten: Je mehr Kreuze Sie setzen mussten, desto stärker ist Ihre Abhängigkeit.

Natürlich ist es schwer, aufzuhören. Denn Nikotin macht abhängig. Außerdem ist das Rauchen auf der ganzen Welt verbreitet und akzeptiert und spielt im sozialen Leben durchaus eine Rolle, wenn es um Geselligkeit geht. Aber dieses Wissen hilft Ihnen überhaupt nicht, wenn es um Ihre Gesundheit geht.

Damit Sie sich mit dem Thema leichter anfreunden oder Ihren Partner überzeugen können, finden Sie hier noch ein paar stichwortartige Argumente für den Ausstieg aufgelistet.

Wussten Sie, dass …

- Tabak radioaktiv ist? Ein mittelstarker Raucher (ein bis zwei Packungen täglich) verpasst übers Jahr gesehen seiner Lunge die Radioaktivität von etwa 250 Röntgenaufnahmen.
- Rauchen die Haut schneller altern lässt?

Unheimliche Bedrohung: Das Passivrauchen!

Auch wenn Sie selbst nicht rauchen, Ihr Partner aber einfach nicht vom Glimmstängel loskommt, ist Ihre Gesundheit gefährdet. Bei einer amerikanischen Studie mit 11 000 Erwachsenen wurde das Risiko der Arteriosklerose ermittelt:

- Bei Rauchern schritt die Krankheit um 50 % schneller voran als bei Nichtrauchern.
- Bei Passivrauchern lag dieser Krankheitswert gegenüber dem von Nichtrauchern zwischen 20 und 25 %!

- Zigarettenqualm das „gegenwärtig gefährlichste luftgetragene Schadstoffgemisch" ist? (Ärztlicher Arbeitskreis Rauchen und Gesundheit).
- Rauchende Männer eine stark verminderte Fruchtbarkeit zeigen?
- Ihr Treppenhaus laut Gerichtsurteil kein Ort zum Rauchen ist?
- Nikotin eine gängige Einstiegsdroge für viel härtere Sachen ist?
- Alle „leichten" Zigaretten deutlich stärkeren Tabak enthalten als ihre „normalen" Pendants? Lediglich die Zahl der Luftlöcher im Filter ist höher und durchmischt den Rauch mit mehr Luft. Decken Sie die Löcher aber mit Ihren Fingern ab, wird aus einer Leichten schnell eine Superstarke.
- Sie im Durchschnitt zwölf Jahre Ihres Lebens wegwerfen, wenn Sie rauchen? Nur jeder zweite Raucher erlebt seinen 73. Geburtstag.
- etwa die Hälfte aller Raucher an ihrer Sucht sterben werden?

Vergessen Sie nie: Die Entwöhnung von jahrelangem Rauchen ist ein langwieriger Prozess. Manchmal gelingt es nicht sofort, auch wenn das für Ihre Gesundheit am besten wäre. Letzlich muss jeder seine eigenen Tricks und Kniffe finden, um von der Sucht loszukommen. Unsere Empfehlung: Setzen Sie sich selbst zwar ein Ziel, aber nicht unter Druck!

Tipps für die Entwöhnung und den Entzug
- Den meisten Rauchern fällt das Aufhören schwer. Schuld daran ist das Nikotin, ein starkes Suchtmittel.
- Wenn Sie die radikale Methode (von heute auf morgen auf das Rauchen zu verzichten) nicht schaffen, suchen Sie Hilfe bei Fachleuten. Ihr Arzt sollte dabei der erste Ansprechpartner sein.
- Ein Arzt verschreibt Ihnen zum Beispiel ein Nikotinpflaster oder andere, mittlerweile verbreitete Medikamente, die entsprechend Ihrem gewohnten Tabakkonsum in verschiedenen Dosierungen eingenommen werden.
- Akupunktur kann zusätzlich angewendet werden, um das Suchtzentrum im Gehirn zu beeinflussen. Als alleinige Therapie allerdings reicht Akupunktur meist nicht aus.
- Es werden auch Raucherentwöhnungskurse angeboten. Informieren Sie sich hierzu bei Ihrer Krankenkasse.
- Wichtig ist, dass Partner und Bekanntenkreis mitziehen. Formulieren Sie vor anderen vorsichtig, dass Sie derzeit nicht rauchen. Das bewahrt Sie möglicherweise davor, dass in Ihrer Gegenwart geraucht wird und erspart Ihnen selbst Stress.

Fazit: Auch wenn Sie mehrere Anläufe starten müssen: Sie können es schaffen!

Es sich wert sein: Stressoren meiden, Entspannung suchen

Was haben Herz und Seele gemeinsam? Sehr viel! Sie sind nicht nur in der Dichtung miteinander verwandt. Nach und nach erkennt auch die Schulmedizin die hohe Bedeutung von seelischem Wohlbefinden für die Herzgesundheit an, nachdem das Hauptaugenmerk lange Zeit auf der Ernährung, dem Bewegungsmangel und den Folgen des Rauchens lag.

> Der amerikanische Komiker und Filmemacher Woody Allen sagte einmal sehr treffend in einem Interview: *„Es ist schwer, Herz und Kopf im Leben zusammenzubringen. In meinem Fall sind sie nicht einmal locker miteinander befreundet."*

Die Auswirkungen von akutem und dauerhaftem Stress

Für die Bewältigung Ihres Alltags und für Ihre Gesundheit ist es wichtig, auf Stress zu reagieren und eine Fähigkeit zu entwickeln, sich zu entspannen. Was könnte helfen? Ganz sicher ist es sinnvoll, sich ein wenig mehr zurückzunehmen. Doch genauer betrachtet, ist das so nicht immer zu realisieren. Ideal wäre es, auf Stresssituationen und Herausforderungen ① *sofort* und *effizient zu reagieren* ② – und danach zu *entspannen* ③. Wenn Sie die durch den Stress ausgelöste Ausschüttung der Hormone Adrenalin und Noradrenalin sinnvoll nutzen – denn unter ihrem Einfluss haben wir mehr Kraft und Energie – und sich danach wieder entspannen, vermeiden Sie es, aus akuten dauerhafte Stresssituationen werden zu lassen ④.

Nur wenn Sie die Fähigkeit sich zu entspannen nicht pflegen und letztlich verlieren ⑤, öffnen Sie den gesundheitsschädigenden Einflüssen Tür und Tor. Die Folge von ungelösten Stresssituationen: Die Erholung tritt verzögert und als eine Art Kollaps ein – Sie bleibt letztlich uneffektiv ⑥.

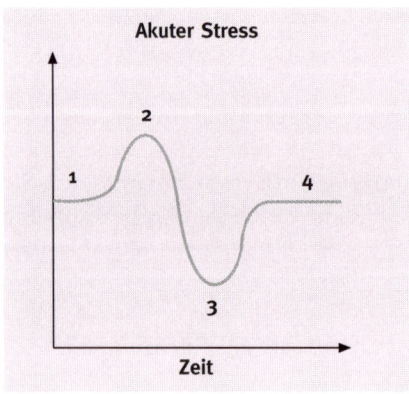

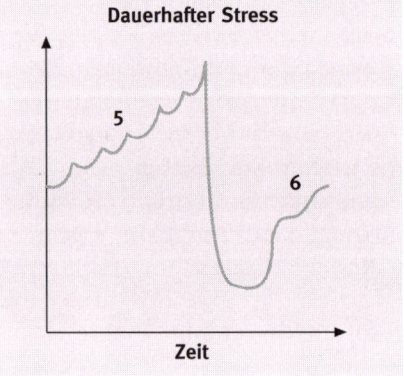

Stresskurven

Fallbeispiel 1

Akuter Stress

Sie fahren mit dem Auto durch die Stadt, den Kopf voller Gedanken. Plötzlich bemerken Sie aus dem Augenwinkel, wie ein Ball Richtung Straße rollt. Ihre Muskeln ziehen sich zusammen, alles in Ihnen spannt sich an.

Sie treten spontan auf die Bremse. Wenn Sie sich in dieser akuten Stresssituation verletzt hätten, würde aufgrund der stressbedingten Engstellung der Gefäße kaum Blut fließen.

Danach erleben Sie, dass Ihnen plötzlich die Knie zittern; Sie fühlen sich flau und schwach. Ihre Muskeln entspannen sich, die Arterien weiten sich wieder.

Nach wenigen Minuten befindet sich Ihr Organismus wieder im Normalzustand.

Fallbeispiel 2

Dauerhafter Stress

Sie sind morgens ziemlich spät dran, als Ihnen Ihr dreijähriger Sohn erklärt, dass er heute nicht zum Kindergarten gehen will. Ihr Partner ist schon auf dem Weg zur Arbeit. Erst nach längerer Diskussion bringen Sie Ihr Kind zum Auto, nur um festzustellen, dass es zugeparkt ist. Irgendwann kommen Sie mit Verspätung los, geben Ihr Kind ab und sitzen erschöpft und frustriert im Auto, weil Sie das anberaumte Meeting verpassen werden.

Am liebsten würden Sie sofort umkehren.

Fatalerweise tritt in unserer Gesellschaft emotionaler Stress eher dauerhaft als vorübergehend auf. Einen ganz entscheidenden Schritt in diese Richtung haben Internet, Fax und Handy bewirkt. Doch liegt es auch an Ihnen, wie sehr Sie Ihr Privatleben beeinflussen lassen. Das Problem bei dauerhaftem Stress: Die körperlichen Mechanismen funktionieren wie gehabt: Das heißt, dass die Arterien in Armen und Beinen − und im Herzen! − sich zusammenziehen, wodurch sich die Durchblutung verschlechtert und die Thrombosegefahr erhöht. Wir spüren das auch an anderen Stellen des Körpers: Die gesamte Skelettmuskulatur verkrampft sich (Nacken- und Schulterschmerzen!), ebenso die

Beschwerdesymptome

Adrenalin und Noradrenalin
- Ängste
- Aggressionen
- Schlaflosigkeit
- Koronargefäßverengungen
- Schnellere Blutgerinnung

Cortisol und andere Steroide
- Aufbau von Ablagerungen an den Innenwänden der Gefäße
- Depressionen
- Impotenz
- Akne
- Immunschäden

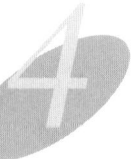

unwillkürliche Muskulatur der Gefäßwände. Der dauerhaft erhöhte Cortisol-, Adrenalin- und Noradrenalin-Spiegel bewirkt Beschwerden, die Sie bestimmt schon kennen gelernt haben (s. Tabelle Seite 103).

Und noch eine schlechte Nachricht: Psychosozialer Stress macht die Arterienwände durchlässiger für Cholesterin. Anders ausgedrückt: Unter Stress nehmen die Arterienwände mehr Cholesterin auf. Und Stress vermindert insgesamt das Vorkommen des „guten Cholesterins" HDL. Plaques sind vorprogrammiert.

Bei *Frauen* scheint sich der Stress auch auf den Östrogenspiegel niederzuschlagen: Die Werte sinken ab, dadurch lässt bei jungen Frauen wiederum die Östrogenschutzwirkung nach.

Verstehen Sie Stress als eine Botschaft!

In dem Moment, in dem Ihnen klar geworden ist, welchen Schaden Stress anrichten kann, sollten Sie die Chance auf Veränderung ergreifen! Lernen Sie Stress als Botschaft zu interpretieren und reagieren Sie darauf. Die Frage ist ja, wie Sie in ein paar Jahren ihr Leben erleben möchten. Sicher ist, dass die meisten Stress auslösenden Situationen von heute dann längst vergessen sein werden, ihr Körper aber möglicherweise bereits Schaden genommen hat. Warum also wollen Sie Ihre Zukunft gefährden?

Ein wichtiger Punkt ist, dass Sie lernen, sich mehr von innen heraus zu definieren. Wer oder was wollen Sie eigentlich sein? Welches Leben möchten Sie führen. Welche Ziele sind Ihnen wichtig – die, die gesellschaftlich wünschenswert scheinen oder Ihre ganz persönlichen, vielleicht kleineren Ziele? Machen Sie sich nicht abhängig vom Erfolg. Suchen Sie Zufriedenheit darin, Ihren eigenen Weg zu gehen und einen persönlichen Lebenssinn zu finden.

Tanken Sie wieder auf

Ein wenig Stress brauchen wir für unser Leben, denn ganz ohne Spannung wäre unser Leben langweilig. Worauf es ankommt, ist das richtige Ausmaß und die Fähigkeit, in Zeiten hoher Stressbelastung einen Ausgleich zu finden. Hierbei helfen körperliche (s. Seite 112) und mentale Strategien.

Durch das Erlernen und Praktizieren von Entspannungsverfahren können Sie sich eine sichere Grundlage schaffen. Finden Sie heraus, was Ihnen gefällt und gut tut. Möglichkeiten gibt es viele:

- Autogenes Training
- Yoga
- Meditation

- Progressive Muskelentspannung nach Jacobson
- Biofeedback
- Psychologische Trainingsmethoden

Aber wichtig sind auch:
- Urlaub
- Entspannung am Wochenende
- Zeit für Hobby
- Dem Körper Gutes tun: Sauna, Massagen, Schwimmen, Tanzen
- Freundschaften und soziale Kontakte

Die Wirkung von Entspannungsverfahren:
- Die Atemtiefe nimmt zu; die Atmung wird langsamer und wirkungs-voller.
- Die Herztätigkeit wird langsamer und effektiver.
- Der Blutdruck normalisiert sich nach einer gewissen Übungszeit (Er-weiterung der Blutgefäße). Auch die herzfernen Blutgefäße weiten sich. Die Durchblutung des gesamten Körpers wird verbessert.
- Durch die Konzentration auf den Körper werden äußere Reize weniger wahrgenommen. Dadurch beruhigt sich die Hirnaktivität (Hirnströme). Psychische Aspekte treten in den Hintergrund.
- Der Energieumsatz des Körpers wird verlangsamt und gesenkt, da die Grundspannung der Muskulatur abnimmt. Sie spüren das an der emp-fundenen Schwere der Arme und Beine.

Entspannungsverfahren können unter Anleitung erlernt und nach kurzer Zeit alleine angewendet werden. Wer nicht in eine Gruppe gehen möchte, dem helfen Übungskassetten, die es in exzellenter Qualität gibt. Achten Sie beim Üben auf Regelmäßigkeit, um immer wieder vom Nutzen der Ru-he und Entspannung zu profitieren. Tanken Sie Ihre Reserven in aller Ru-he wieder auf.

Nein sagen lernen
Einen ganz wichtiger Aspekt haben Sie selbst in der Hand: Sie müssen ler-nen NEIN zu sagen! Und das ist wahrscheinlich für viele Menschen eine Herausforderung. Viele sind daran gewöhnt, Aufgaben ohne Widerrede zu übernehmen. Besonders uns Frauen ist dieses gehorsame, „nette" Verhal-ten von Kindheit an eingetrichtert worden. Die jüngeren Frauen heute sind zwar der Auffassung, bei ihnen sei das nicht mehr so stark ausgeprägt, aber wenn man genau hinschaut, fällt es vielen schwer, sich gegen die vielleicht

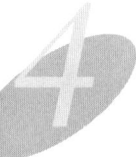

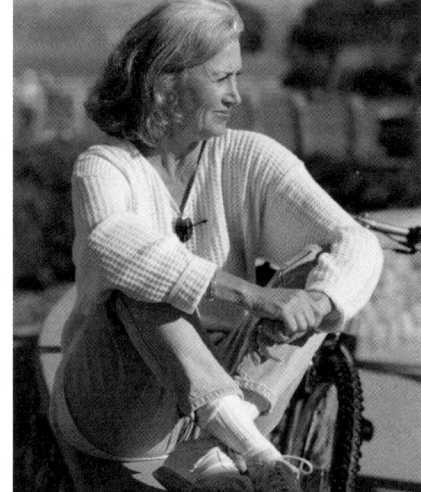

Sich öfter mal
eine Auszeit
gönnen ...!

subtileren Formen der Erziehung zu wehren.

Ein weiteres Problem für Frauen ist die Rolle innerhalb der Familie. Werden die eigenen Eltern krank, wird die Organisation, wenn nicht sogar die Übernahme pflegerischer Aufgaben von den Töchtern – seltener von den Söhnen – stillschweigend erwartet. Die amerikanische Psychologin Kathrin Forrest beschrieb dies in ihrem Buch *„Es sind die Töchter, die gefressen werden"* sehr eindrucksvoll.

Daher ist es wichtig, dass Sie in Job und Familie lernen zu delegieren und andere in Ihre Gedankengänge mit einzubeziehen. Am Anfang klingt das leichter als es tatsächlich ist, aber nach den ersten Erfolgen (wenn nämlich die gefürchtete Ächtung durch andere ausbleibt) werden Sie die Erleichterung spüren.

Amerikanische Studien haben gezeigt, dass die größten Gesundheitsrisiken dann auftreten, wenn Menschen das Gefühl haben, auf ihre Arbeitssituation und ihre Lebensumstände kaum Einfluss zu haben.

Ähnliche Studien mit Überlebenden von Konzentrationslagern beschreiben, dass Menschen, die sich dafür entschieden hatten, in den gemachten Erfahrungen einen Sinn zu sehen und sich mental nicht aufzugeben oder unterzuordnen, bessere Überlebenschancen hatten.

Fazit: Vergessen Sie nie – Sie haben die Wahl! Indem Sie sich bewusst für oder gegen eine Situation entscheiden, entscheiden Sie nicht zuletzt über Ihre Gesundheit. Sie werden durch ein verändertes Verhalten sicher kein perfekter Mensch. Sie werden vermutlich sogar in vielen Bereichen dieselben Fehler machen oder falsche Entscheidungen treffen. Aber: Sie wissen, dass Ihre Lebensumstände Ergebnis Ihrer persönlichen Entscheidungen sind und ärgern sich nicht mehr über Ihre angebliche Hilflosigkeit und Unfähigkeit, einen Vorgang aktiv beeinflussen zu können.

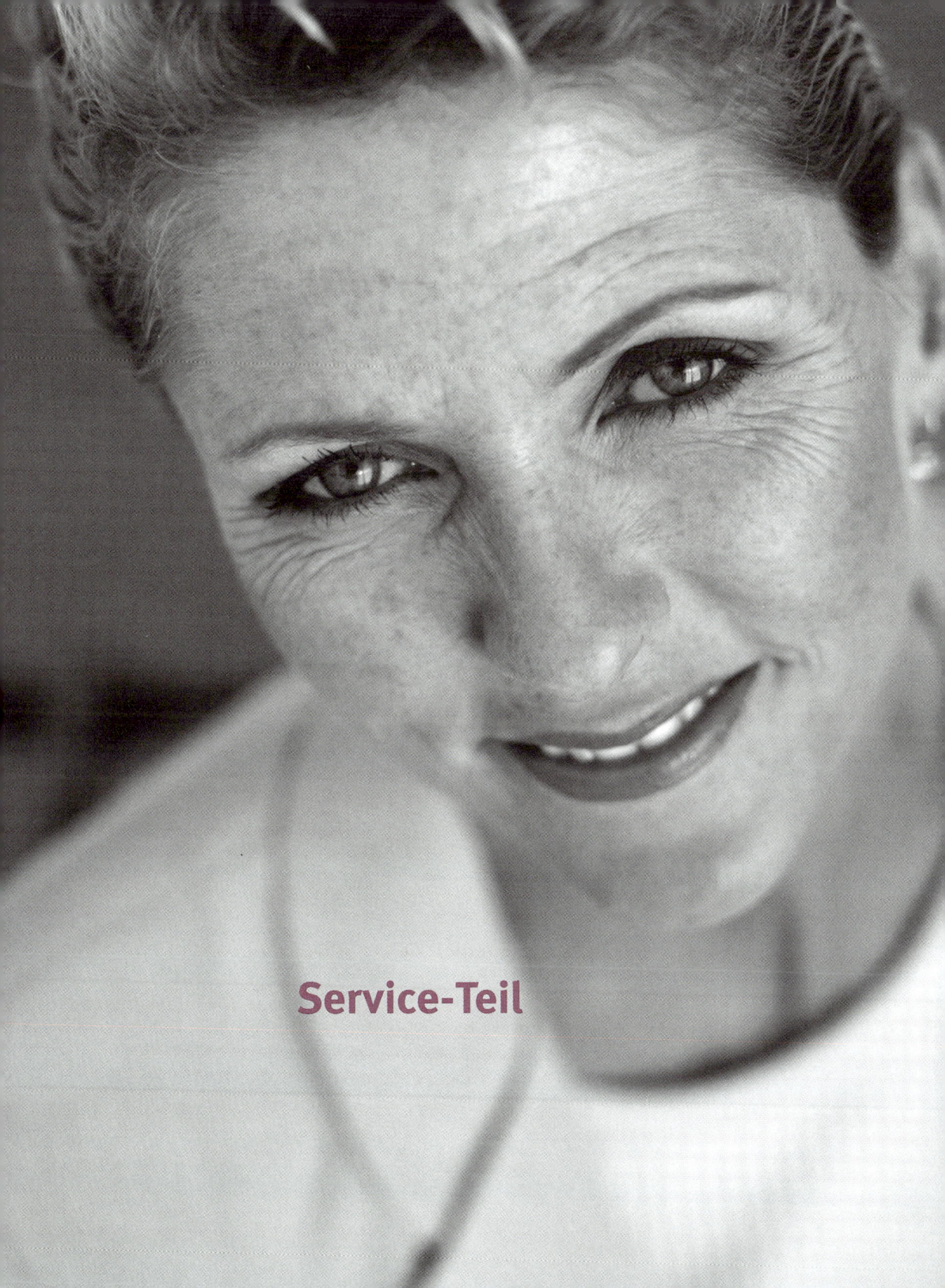

Service-Teil

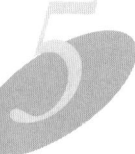

„Just do it!"

(NIKE-Werbung)

„Es gibt mir zu denken, dass viele den Körper üben, wenige dagegen den Geist."

(Seneca, römischer Philosoph, etwa 4 v. Chr. bis 65 n. Chr.)

Leben Sie *wohl!* – Diese Ratschläge sind für ein starkes Herz Gold wert

1. Ernähren Sie sich gesund und ausgewogen

Essen Sie vor allem nicht zu fett und nicht zu süß. Mit der richtigen Kost können Sie viele Risikofaktoren günstig beeinflussen und Krankheiten vorbeugen. Eine ausgewogene und köstliche Variante ist die Mittelmeer-küche oder Kreta-Diät. Ein schöner Nebeneffekt: Bei dieser Ernährungs-form purzeln auch die Pfunde.

2. Trinken Sie genug

Der Organismus von älteren Menschen reagiert sehr viel schneller auf einen Flüssigkeitsmangel, der schwerwiegende Folgen haben kann. Vor allem Ihre geistige Leistungsfähigkeit lässt stark nach, wenn Sie nicht genug trinken. Rechnen Sie Ihren persönlichen Bedarf aus: 35 ml x Körpergewicht in Kilogramm. Dann wissen Sie, was Ihnen gut tut.

3. Halten Sie sich körperlich fit

Stimmen Sie mit Ihrem Arzt ein Fitnessprogramm ab (Spazierengehen, Gymnastik, Radfahren, Schwimmen …), das Ihrem Gesundheitszustand angemessen ist. Ihr Körper braucht ständiges Training, denn wer rastet, der rostet. Das Training muss nicht einmal schweißtreibend sein: Leichtes Aus-dauertraining durch flottes Gehen, Schwimmen oder Radfahren, dreimal wöchentlich für eine halbe Stunde praktiziert, bringt Sie wieder auf Trab.

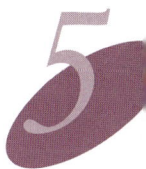

4. Schützen Sie Ihr Gehirn vor dem Verfall

Ziehen Sie sich nicht zurück, sondern nehmen Sie Anteil am täglichen Leben und engagieren Sie sich. Halten Sie sich geistig aktiv, lesen Sie viel und informieren Sie sich über das aktuelle Geschehen. Ihr Gehirn braucht ständiges Training.

5. Beachten Sie auch kleinere Infektionen und Krankheiten

Gehen Sie rechtzeitig zum Arzt. Im Alter kann sich auch eine einfache Grippe schnell zu etwas Schlimmerem entwickeln.

6. Hüten Sie sich vor übermäßigem Alkoholkonsum

Ein gelegentliches „Gläschen in Ehren" wird keiner verwehren – zu viel Hochprozentiges aber schadet Ihrer Gesundheit.

7. Rauchen Sie nicht

Der blaue Dunst fördert viele Krankheiten, verschlechtert die Durchblutung des Körpers und die Leistungsfähigkeit von Herz und Gehirn durch Sauerstoffmangel. Schon nach drei Monaten Nikotinverzicht werden Sie spüren, dass Ihr Blutkreislauf besser funktioniert, der Herzmuskel besser mit Sauerstoff versorgt ist und beispielsweise Gehen und Treppensteigen leichter fallen.

8. Lassen Sie regelmäßig Ihren Blutdruck und Ihren Blutzucker kontrollieren

Bluthochdruck greift Ihre Blutgefäße an und kann sogar zum Schlaganfall führen. Ein unbehandelter Diabetes mellitus erhöht das Herzinfarktrisiko erheblich, weil sich Störungen im Stoffwechsel entwickeln, die zu vermehrter Einlagerung von Fett und anderen Plaques bildenden Substanzen in die Gefäßwände führen.

9. Nehmen Sie Ihre Medikamente ein wie vorgeschrieben

Auch die beste Arznei hilft nur, wenn sie regelmäßig und korrekt eingenommen wird. Doktern Sie nicht selbst herum und besprechen Sie „gut gemeinte" Ratschläge von Verwandten oder Bekannten bitte zuerst mit Ihrem Arzt. Er kennt Ihren Gesundheitszustand am besten.

10. Gehen Sie regelmäßig und rechtzeitig zum Arzt

Durch Vorsorgeuntersuchungen und gezielte Kontrollen können gesundheitliche Störungen oft schon im Anfangsstadium entdeckt werden. Bedenken Sie: Vorbeugen ist besser als heilen.

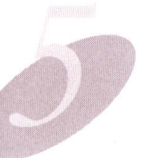

Wie hoch ist Ihr Risiko?

Mit diesem Herz-Test für Frauen können Sie Ihre Herzgesundheit einschätzen. Führen Sie diesen Selbstcheck in regelmäßigen Abständen immer mal wieder durch und vergleichen Sie die Ergebnisse. Dann bemerken Sie frühzeitig, wenn Schwachstellen auftauchen.

Herz-Test für Frauen	Ja	Nein
Ich bin älter als 55 Jahre oder bereits in den Wechseljahren	☒	☐
Ein enger Familienangehöriger hatte bereits einen Herzinfarkt vor seinem 55. Lebensjahr (Vater oder Bruder) beziehungsweise bevor sie (Mutter oder Schwester) 65 wurde.	☐	☐
Ich habe zu mir selbst, meinem Leben und zu meinen Mitmenschen eine überwiegend negative Einstellung.	☐	☒
Mein Blutdruck betrug bei der letzten Messung 140/90 mmHg oder höher.	☐	☒
Mein Gesamtcholesterin-Wert ist 200 mg/dl oder höher.	☒	☐
Mein HDL-Wert liegt unter 55 mg/dl.	☐	☐
Mein LDL-Wert liegt über 155 mg/dl.	☐	☐
Ich bin Diabetikerin.	☐	☒
Ich esse täglich mindestens einmal Fleisch oder Fleischwaren (Wurst).	☐	☒
Ich esse täglich mindestens ein Ei.	☐	☒
Ich achte bei dem, was ich esse, nicht auf den Fettgehalt.	☐	☒
Ich esse täglich Süßigkeiten.	☐	☒
Ich bin jünger als 30 Jahre: Mein Body-Mass-Index liegt über 25.	☐	☐
Ich bin älter als 30 Jahre: Mein Body-Mass-Index liegt über 27 (Berechnung siehe unten).	☐	☒
Ich bin weniger als dreimal pro Woche mindestens für 30 Minuten aktiv.	☐	☒
Ich bin Raucherin.	☐	☒
Ich rauche zwar nicht, lebe oder arbeite täglich mit Rauchern zusammen.	☐	☒

Dieser Test wurde der Neuen Apotheken Illustrierten 5/2000 entnommen.

Mehr als 12 Ja-Antworten bedeuten: Sie sind hochgradig gefährdet, einen Herzinfarkt oder Schlaganfall zu bekommen! Es wird höchste Zeit zum Arzt zu gehen und sofort etwas für die Herz-Fitness zu tun. Beginnen Sie auch gleich mit einer Ernährungsumstellung!

9–12 Ja-Antworten bedeuten: Wenn Sie so weiterleben wie bisher, müssen Sie bald schon mit einer koronaren Herzkrankheit rechnen. Sie sollten ärztlichen Rat einholen und Ihre Risikofaktoren ausschalten.

5–8 Ja-Antworten bedeuten: Vorbeugen ist besser als Heilen. Deshalb ist ein Herzfit-Programm mit Ernährungsumstellung genau das Richtige für Sie! Da Sie bereits relativ herzbewusst leben, brauchen Sie nur noch einige wenige Risikofaktoren auszuschalten.

0–4 Ja-Antworten bedeuten: Herzlichen Glückwunsch, „Miss Herzfit"! Wenn Sie so herzgesund weiterleben wie bisher, bringen Sie es auf ein biblisches Alter!

Der Body-Mass-Index (BMI)

Mithilfe dieser einfachen Formel können Sie sicher berechnen, ob Ihr Körpergewicht Ihrer Gesundheit schadet:

$$BMI = \frac{Gewicht\ (Kilogramm)}{Körpergröße\ x\ Körpergröße\ (in\ Metern)}$$

Normalwerte: 19 bis 24, Mäßiges Übergewicht: 25 bis 30, Übergewicht: Werte größer 30

So werten Sie den Body-Mass-Index aus	
Body-Mass-Index	**Beurteilung**
unter 19	Untergewicht
19 bis 25	idealer Bereich
26 bis 30	leichtes Übergewicht
über 30	starkes Übergewicht: Sie müssen mit Erkrankungen rechnen, die das Leben erschweren (z. B. Gelenkbeschwerden).
über 32	Die Lebensdauer ist statistisch gesehen nachweislich verkürzt.

Körpergröße (cm)	BMI	Gewicht (kg)
135	70	120
140	60	110
145	50	100
150	40	90
155		80
160	30	70
165		60
170	20	55
175		50
180		45
185		40
190	10	35
195		
200		30

Beispiel für ein Heimtrainingsprogramm

Auch wenn Sie gleich beginnen wollen, beachten Sie einige Grundregeln:
1. Wählen Sie sich nur die Übungen aus, die Ihnen tatsächlich Spaß machen. Sie können auch ganz eigene Kreationen mit einfließen lassen.
2. Integrieren Sie die Bewegungen in Ihren Tagesablauf, z. B. machen Sie vor Tagesstart Ihre Morgengymnastik.
3. Beginnen Sie langsam und steigern Sie das Tempo erst, wenn Sie spüren, Ihr Körper hat sich an die Belastung gewöhnt.
4. Regelmäßige Pausen sind wichtig.
5. Steigern Sie die Belastung langsam.
6. Variieren Sie in der Abfolge der Übungen.
7. Führen Sie Ihre Übungen regelmäßig durch und nicht nur zweimal jährlich im Urlaub!
8. Und: Sorgen Sie für eine gute Ausrüstung.

Bestimmen Sie zu Beginn der Übungen Ihren Ruhepuls (RP) und dokumentieren Sie diesen Minutenwert.
Unmittelbar nach Ende Ihres Programms (Belastungspuls = BP) sowie nach einer Minute Erholung messen Sie den Puls (Erholungspuls = EP) erneut. Schreiben Sie auch diese Werte auf. Sie können mit Ihrem Arzt den Erfolg Ihres Trainings besprechen.

Sie können mit diesen Werten auch Ihren persönlichen Leistungsindex erstellen und die Veränderungen verfolgen:

$$\text{Leistungsindex} = \frac{(RP + BP + EP - 200)}{10}$$

Beispiel: RP = 60, BP = 160, EP = 120

$$\text{Leistungsindex} = \frac{(60 + 160 + 120 - 200)}{10} = 14$$

Bewertung des Leistungsindex				
Geschlecht	**Sehr gut**	**Gut**	**Normal**	**Eher mäßig**
Frauen	< 11	11–14	15–17	> 17
Männer	< 10	10–12	13–16	> 16

Vorschläge für ein Übungsprogramm für zu Hause

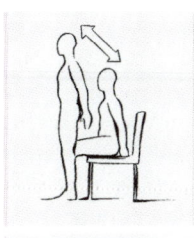

Auf einen Stuhl setzen, Oberschenkel waagerecht, Füße hüftbreit auseinander. Aufstehen und setzen ohne Unterstützung der Hände. Wiederholen Sie so oft Sie wollen.

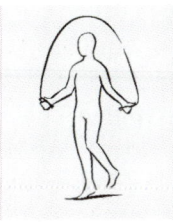

Das Seilspringen variieren: einbeinig, beidbeinig, Doppelhüpfer. Achtung: Nicht mit den Fersen auf den Boden knallen!

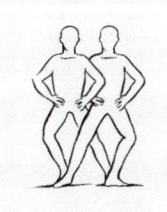

Im Grätschstand in der Hüfte das Gewicht von einem Bein auf das andere verlagern. Oberkörper bleibt senkrecht.

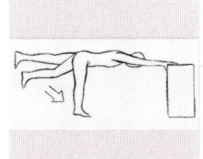

Mit durchgestreckten Armen zu einer Kommode vorbeugen. Das durchgestreckte Bein mehrmals langsam und schneller in die Waagerechte heben. Gesäß unbedingt zusammenspannen, Schutz vor Hohlkreuz!

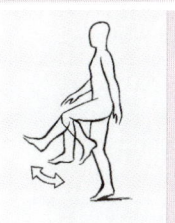

Auf einem Bein hüpfen und das andere locker nach vorne schleudern, Nach 10 Sekunden Bein wechseln.

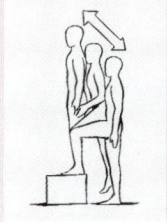

Hocker, Stuhl oder Treppen: Stellen Sie ein Bein auf die Unterlage (Oberschenkel waagerecht). Steigen Sie innerhalb von 3 Minuten je nach Ihnen möglicher Geschwindigkeit auf den Hocker, rechts und links im Wechsel.

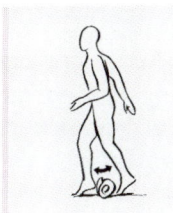

Stehen Sie in Schrittstellung über einem gerollten Handtuch. Wechseln Sie im Sprung vorderes und hinteres Bein.

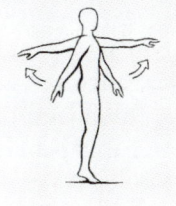

Arme im Wechsel nach vorne und hinten schwingen. Beugen Sie dabei leicht Ihre Knie. 20 Sekunden Belastung, 20 Sekunden Pause, mehrmals wiederholen.

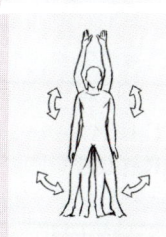

Hüpfen Sie in die Grätsche, Arme dabei seitlich nach oben heben und über dem Kopf zusammen klatschen. Wieder in die Ausgangsstellung hüpfen, Füße eng nebeneinander, Arme seitlich an die Oberschenkel (Hosennaht).

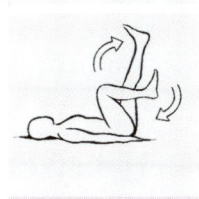

In Rücklage die Fahrradbewegungen imitieren.

Quelle: „Bewegung", Info-Broschüre der Techniker Krankenkasse von Dr. Wolfgang Ritzdorf

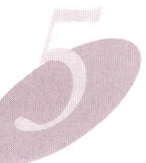

Vorbereitung auf den Arztbesuch –
Seien Sie offen und verbergen Sie nichts!

Ihren Arzt sollten Sie ehrlich über alle Auffälligkeiten informieren. Nur
dann kann er oder sie die für Sie notwendigen Empfehlungen aussprechen
oder Entscheidungen treffen. Diese ergeben sich auch aus der Vorgeschichte
(Angaben der Betroffenen) und dem Ergebnis der Untersuchung. Natürlich ist vonseiten Ihres Arztes auch ein gewisses Maß an Zeit und Ver-
ständnis für Ihre Situation erforderlich. Deshalb fragen Sie lieber nach,
wenn Ihnen etwas nicht plausibel klingt, oder sagen Sie es, wenn Sie das
Gefühl haben, er oder sie hat sich zu wenig Zeit genommen. Es ist auf beiden Seiten wichtig, die Zeit für die Darstellung der Probleme aufzubrin-
gen und nicht aus Zeitnot oder Scham wichtige Dinge zu verschweigen.
Durch Notizen können Sie sich auf ein Gespräch vorbereiten. Wichtig ist:
Bringen Sie Ihre Beschwerden auf den Punkt und verschweigen Sie nichts!

1. Beschwerden definieren.
2. Seit wann treten die Beschwerden auf?
3. Wodurch werden sie verstärkt?
4. Wodurch werden sie schwächer?
5. Was vermute ich selbst?
6. Können mich psychische Situationen beeinflussen?
7. Habe ich einen Gesprächspartner?

Systematische Angaben in schriftlicher Form helfen dem Arzt beim Erkennen einer Problemsituation. Sie können auch über längere Zeit ein
Beschwerdetagebuch führen und dieses dann mit dem Arzt besprechen.
Untersuchungstermine mit geplanten Untersuchungen können sich danach richten.

Fragebogen für den Arzt

In vielen Arztpraxen erhalten Sie heute bereits im Vorzimmer einen Fragebogen, mit dem Sie sich während der Wartezeit bereits auf Ihre Anamnese
konzentrieren können. Dieser Fragebogen ist ein ideales Hilfsmittel für den
Arzt, um einen schnellen Überblick über Ihre Krankengeschichte zu bekommen. Manchmal verbergen sich auch in der Familiengeschichte Informationen, die Sie als Patient vielleicht nicht wichtig fanden oder aus Unsicherheit nicht geäußert haben. Für Ihren nächsten Arztbesuch können Sie
sich dieses Formular auch herauskopieren. Ihr Arzt wird Ihnen dankbar sein.

Fragebogen (Seite 1)

Name, Vorname: _____

Adresse: PLZ: _____ Ort: _____

   Straße: _____

Geburtsdatum: (Tag/Monat/Jahr) ___ / ___ /_____

Krankenkasse: _____

Für Frauen:

● Wann hatten Sie Ihre erste Regel?

_____

● Wann hatten Sie Ihre letzte Regel?

_____

● Wie lange dauert Ihre Regel?

_____ Tage.

● Ist die Regelblutung   stark ☐

   normal ☐

   schwach ☐

   (Betreffendes ankreuzen)

● Haben Sie Kinder?   Nein ☐   Ja ☐

   Wann geboren?   Mädchen / Junge?

_____

_____

_____

_____

● Nehmen oder nahmen Sie die Pille?

   Nein ☐   Ja ☐

   Seit wann _____

● Hatten/Haben Sie eine Hormontherapie?   Nein ☐   Ja ☐

   Seit wann? _____

   Warum?   _____

● Sind Sie allein lebend/Nein ☐   Ja ☐

   allein erziehend?   Nein ☐   Ja ☐

● Sind Sie berufstätig? Nein ☐   Ja ☐

   Wenn Ja: Wie viele Stunden am Tag
und wie viele Tage in der Woche?

_____

   Welche Position?

_____

   Beteiligt sich Ihr Partner am
Haushalt?   Nein ☐   Ja ☐

Für Männer und Frauen:

● Hatten Sie andere schwere
Infektionen oder Erkrankungen?

   Nein ☐   Ja ☐

   Wann? _____

   Wie behandelt? _____

_____

● Existieren in Ihrer Familie
Erbkrankheiten?   Nein ☐   Ja ☐

   Verwandter? _____

   Welches Organ? _____

   Welche Behandlung?

_____

● Haben Familienmitglieder bereits
einen Herzinfarkt erlitten?
Vater/Bruder vor dem
55. Lebensjahr?   Nein ☐   Ja ☐
Mutter/Schwester vor
dem 65. Lebensjahr? Nein ☐   Ja ☐

● Treten oder traten in Ihrer Familie
(gehäuft) Krebserkrankungen auf?

   Nein ☐   Ja ☐

   Verwandter? _____

   Welches Organ? _____

   Welche Behandlung?

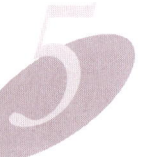

Fragebogen (Seite 2)

- Ist bei Ihnen eine der folgenden Beschwerden oder Erkrankungen festgestellt worden? - Wann?
  - ☐ Diabetes mellitus?   Seit ____
  - ☐ Bluthochdruck?   Seit ____
  - ☐ Herzrhythmus-
    störungen?   Seit ____
  - ☐ Angina Pectoris?   Seit ____
  - ☐ Fettstoffwechsel-
    störung?   Seit ____
  - ☐ Hohe Cholesterinwerte? Seit ____
  - ☐ Hohe Triglyzeridwerte? Seit ____
  - ☐ Blutgerinnungs-
    störungen?   Seit ____
  - ☐ Asthma bronchiale,
    COPD oder Emphysem? Seit ____
  - ☐ Magenentzündung oder
    Magengeschwür?
    Immer wieder   seit ____

- Hatten Sie schon einmal …
  (Bitte vermerken Sie, wann diese Beschwerden auftraten.)
  - ☐ eine Embolie?   ____
  - ☐ eine Thrombose?   ____
  - ☐ einen Herzinfarkt?   ____
  - ☐ einen Schlaganfall?   ____
  - ☐ Ohnmachtsanfälle?   ____
  - ☐ vorübergehendes
    Herzrasen?   ____
  - ☐ Puls-Aussetzer?   ____

- Wie sieht Ihre Ernährung aus?
  - ☐ Vegetarisch
  - ☐ Vollwertig
  - ☐ Bürgerliche Küche
  - ☐ Viel Grillfleisch
  - ☐ Viel Süßigkeiten

- ☐ Viel Salat
- ☐ Kein Salat
- ☐ Viel Obst
- ☐ Kein Obst
- ☐ Kaffee/schwarzer Tee
  1–2 Tassen täglich
- ☐ Kaffee/schwarzer Tee
  über 3 Tassen täglich
- ☐ Koffeinfreie Getränke

Ihrer Meinung nach:
- ☐ Ausgewogen, gesund
- ☐ Zu fett
- ☐ Zu einseitig
- ☐ Wenig Ballaststoffe

- Rauchen Sie?
  - ☐ Nein
  - ☐ Ja, Zigaretten mit Filter
  - ☐ Ja, Zigaretten ohne Filter
  - ☐ Zigarillos/Zigarren

- Seit wann? _____

- Wie viel?
  - ☐ Selten (Gelegenheitsraucher,
    1- bis 2-mal monatlich)
  - ☐ Wöchentlich 1–10 Stück
  - ☐ Täglich 1–10 Stück
  - ☐ Täglich 11–20 Stück
  - ☐ Täglich 21–30 Stück
  - ☐ Täglich über 35 Stück
  - ☐ Kettenraucher

- Trinken Sie Alkohol?
  - ☐ Nein
  - ☐ Ja, Bier und Wein
  - ☐ Ja, Cocktails
  - ☐ Ja, Schnaps, Whiskey u. a.
    „harte Alkoholika"

- Seit wann (Wochen/Monate/Jahre)?

_____

Fragebogen (Seite 3)

- Wie viel?
  - [ ] In Maßen
  - [ ] Wahrscheinlich zu viel
    Wie spüren Sie das?
    _____
  - [ ] Auf jeden Fall zu viel
    Wie spüren Sie das?
    _____
- Wie oft?
  - [ ] Selten (Gelegenheitsgenießer, 1- bis 2-mal monatlich)
  - [ ] Wöchentlich mehrmals, aber nicht täglich
  - [ ] Täglich 1–2 Gläser
  - [ ] Täglich 1 Liter
  - [ ] Über den ganzen Tag verteilt
    Mengenangabe? _____
- Kommen Sie auch ohne Alkohol problemlos aus?
  - [ ] Ja
  - [ ] Nein
    Wie äußert sich dieses?
    _____

- Fühlen Sie sich fit? Nein [ ] Ja [ ]
  Treiben Sie Sport? Nein [ ] Ja [ ]
  Wenn ja, wie oft und wie lange?
  _____

  Welche Sportart bevorzugen Sie?
  _____

- Welche Medikamente, Nahrungs-ergänzungspräparate und sonstige Therapien nehmen Sie oder wenden Sie an?
  _____
  _____
  _____
  _____
  _____
  _____
  _____
  _____
  _____
  _____
  _____

Das Formular erhebt keinen Anspruch auf Vollständigkeit. Wenn etwas fehlt, tragen Sie es einfach zusätzlich ein. Denn: Keine Information ist überflüssig, wenn es um Ihre Gesundheit geht!

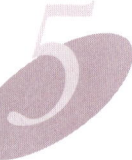

Laboruntersuchungen als Basis für eine Gesundheitsberatung

Die hier angegebenen Werte entsprechen konventionellen Einheiten (international uneinheitlich) sowie den international gebräuchlichen SI-Einheiten

Art der Blutuntersuchung	Normwerte		Zur Beurteilung von
Blutbild	**Frauen**	**Männer**	
• Hämoglobin	12–16 g/100 ml	14–18 g/100 ml	• Sauerstofftransport
	7,45–9,93 mmol/l	8,96–11,17 mmol/l	im Blut
• rote Blutkörperchen	4,0–5,0 Mio/µl	4,5–5,5 Mio/µl	• Entzündungsvorgängen
	4,0–5,0 T/l	4,5–5,5 T/l	• Existenz von Tumoren
• weiße Blutkörperchen	4000–9000/µl	4000–9000/µl	• Blutgerinnung
	4–9 G/l	4–9 G/l	
• Thrombozythen	150 000–300 000 /µl	150 000–300 000 /µl	
	150–300 G/l	150–300 G/l	
• Blutzucker, nüchtern	70–100 mg/dl	70–100 mg/dl	• Diabetes mellitus
	3,9–5,5 mmol/l	3,9–5,5 mmol/l	• Arteriosklerose
• Cholesterin gesamt	unter 200 mg/dl	unter 200 mg/dl	• Leberentzündungen und
	unter 5,18 mmol/l	unter 5,18 mmol/l	Leberstoffwechsel
• HDL-Cholsesterin	45–65 mg/dl	35–55 mg/dl	• Störungen der Wasser-
	1,1–1,68 mmol/l	0,9–1,42 mmol/l	ausscheidungen
• LDL-Cholesterin	unter 190 mg/dl	unter 190 mg/dl	• Ausscheidungen von
	unter 4,9 mmol/l	unter 4,9 mmol/l	harnpflichtigen Abbau-
• Triglyzeride	unter 200 mg/dl	unter 200 mg/dl	produkten und Wasser
	unter 2,3 mmol/l	unter 2,3 mmol/l	
• GOT	5–15 U/l	5–17 U/l	
• GPT	5–19 U/l	6–23 U/l	
• Kreatinin	0,5–0,9 mg/dl	0,6–1,2 mg/dl	
	44–80 µmol/l	53–97 µmol/l	
• Kalium	13,7–21,5 mg/dl	13,7–21,5 mg/dl	
	3,5–5,5 mmol/l	3,5–5,5 mmol/l	
Urinuntersuchungen			
• Urin-pH	4,8–7,6		• Nierenerkrankungen
• Eiweiß	bis 30 mg/24 h		• Diabetes mellitus
• Zucker	muss negativ sein		• Gallen- und Leberstörungen
• Gallenfarbstoffe	muss negativ sein		• Blutungen
• Blutkörper	bis 5 Erythrozyten		• Entzündungen
• Leukozyten	bis 10 Leukozyten		• Tumoren
• Bakterien	bis 10^5 Keime		• Infektionen

5

Bitte bedenken Sie: Trotz der hier angegebenen Werte kann es sein, dass Ihr Arzt andere Normalwerte und Einteilungen zu Grunde legt. Der Grund dafür ist, dass die Normalwerte aufgrund verschiedener Untersuchungsmethoden in den Labors unterschiedlich, in ihrer Bewertung aber gleich sind.

Kennen Sie Ihre Blutfettwerte?

Um den Cholesterin-Wert ranken sich seit Jahrzehnten wahre Mythen. Die meisten Menschen glauben, dass Ihr Herzinfarkt-Risiko ab einem bestimmten Cholesterin-Wert erhöht ist. Doch das stimmt so nicht. Zur Beurteilung reicht dies noch nicht aus. Die Ärzte wissen zwar, welche Fraktionen der Blutfette untersucht werden *können*, um mehr Auskunft über das Gefährdungspotenzial zu erhalten, doch aus Kostengründen („Das Gesundheitssystem muss sparen") sind Sie als Patient dazu gezwungen, selbst in die Tasche zu greifen. Möglicherweise müssen Sie sogar in Zukunft *sämtliche* Blutfettuntersuchungen als präventive Leistungen selbst bezahlen! Unsere eindringliche Bitte dennoch an Sie: Nehmen Sie Ihre Gesundheit selbst in die Hand – und zahlen Sie, wenn es anders eben nicht geht. Denn das Wissen um Ihr Infarktrisiko ist unschätzbar wertvoll. Lesen Sie das folgende Beispiel darum sehr aufmerksam!

Lipobay und kein Ende – Eine persönliche Stellungnahme

Der Fall Lipobay hat großes Aufsehen erregt und für Unsicherheit in der Bevölkerung gesorgt. Lipobay, ein hochwirksames Medikament zur Cholesterinsenkung, hat nach seiner Einführung viele andere Medikamente verdrängt. Das hatte folgende Gründe:
Lipobay mit dem Wirkstoff Cerivastatin ist nicht das einzige Statinpräparat, was zur Cholesterinsenkung wirksam ist. Doch im Gegensatz zu den

Eine wahre Begebenheit: So könnte es gehen!

In einem Bundesland wurde den Teilnehmern in ambulanten Herzsportgruppen ein Sammelangebot unterbreitet, das die gesamte Lipiddiagnostik umfasste. Es war von jedem Teilnehmer selbst zu zahlen, jedoch zu einem erniedrigten Gruppenpreis.

Durch diese Untersuchung stellte sich bei einigen der Gruppenteilnehmer heraus, dass lediglich erblich bedingte Risikofaktoren den Infarkt ausgelöst hatten (erhöhter Wert von Homocystein). Hier hätte zum Beispiel die kostengünstige Gabe von Folsäure und Vitamin B einem Herzinfarkt bereits vorgebeugt!

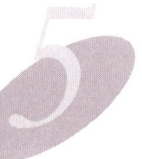

anderen Statinen ist es in Bruchteilen von Milligramm wirksam und kann nicht nur das Cholesterin senken, sondern auch das Aufbrechen der Ablagerungen in den Arterien (Plaques) verhindern. Damit kann einem Infarkt entgegengewirkt werden. Es wird angenommen, dass das Herzinfarktrisiko durch Lipobay um etwa 8 % gesenkt wurde. Auch eine Wirkung gegen Entzündungen der Gefäße ist bekannt.

Die Statine sind chemisch verschieden und werden auch unterschiedlich im Körper abgebaut. Die meisten Statine werden in der Leber wirksam.

Lipobay jedoch ist schon außerhalb der Leber aktiv. Damit werden die Nebenwirkungen stärker als bei anderen Statinen, bei denen Nebenwirkungen bekannt sind, die weniger ausgeprägt sind. Die Kombination mit Fibraten, welche zur Senkung der Triglyceride eingesetzt werden, hat die fatale Auflösung der Muskulatur (Rhabdomyolyse) begünstigt. Bei sechs Millionen Verordnungen wurden 1100 Muskelerkrankungen gemeldet. Die 52 bekannten Todesfälle betrafen Patienten, welche mehrere Medikamente einnahmen. Auf dem – wie üblich – ungeliebten Beipackzettel von Lipobay ist die Gefahr genau beschrieben. Wahrscheinlich aber werden diese nicht genügend beachtet.

Die Firma Bayer hat das Mittel nun zurückgezogen. Aber lassen wir uns nicht entmutigen, andere Statine, die über zehn Jahre im Handel sind, wirken in gleicher Weise, wenn auch nicht so intensiv. Dafür haben sie die gefürchtete Muskelerkrankung offenbar nicht ausgelöst.

Herzerkrankungen sind in den westlichen Industrieländern die häufigste Todesursache (Deutschland 1998)

Gesamttodesfälle	**850 000**
● Herz-Kreislauf-Leiden	411 000
● Krebs	213 000
● Erkrankungen der Atmungsorgane	49 000
● Erkrankungen der Verdauungsorgane	41 000
● Unfälle	20 000
● Suizid	12 000
● andere Ursachen	104 000

Fagerström-Test zur Nikotinabhängigkeit

Mit diesem Test können Sie einiges über Ihr Verhältnis zum Rauchen erfahren. Er wird für Studien eingesetzt und gilt als völlig objektiv. Das bedeutet, dass Sie das Ergebnis ernst nehmen sollten. Wenden Sie sich an Ihren Arzt, wenn Sie nicht wissen, wie Sie der Zigarette entkommen können.

Fagerström-Test

1. Wann nach dem Aufwachen rauchen Sie Ihre erste Zigarette?
   Innerhalb von 5 Minuten — 3 Punkte
   Innerhalb von 6–30 Minuten — 2 Punkte
   Innerhalb von 31–60 Minuten — 1 Punkt
   Nach 60 Minuten — 0 Punkte

2. Finden Sie es schwierig, an Orten, wo das Rauchen verboten
   ist, auf das Rauchen zu verzichten?
   Ja — 1 Punkt
   Nein — 0 Punkte

3. Auf welche Zigarette würden Sie nicht verzichten wollen?
   Die erste am Morgen — 1 Punkt
   Andere — 0 Punkte

4. Wie viele Zigaretten rauchen Sie im Allgemeinen pro Tag?
   Bis 10 — 0 Punkte
   11–20 — 1 Punkt
   21–30 — 2 Punkte
   über 30 — 3 Punkte

5. Rauchen Sie in den ersten Stunden nach dem Aufstehen
   im Allgemeinen mehr in den restlichen Stunden des Tages?
   Ja — 1 Punkt
   Nein — 0 Punkte

6. Kommt es vor, dass Sie rauchen, wenn Sie krank sind und
   tagsüber im Bett bleiben müssen?
   Ja — 1 Punkt
   Nein — 0 Punkte

Auswertung: 0–2 Punkte: geringe Abhängigkeit
            3–5 Punkte: mittlere Abhängigkeit
            6–7 Punkte: starke Abhängigkeit
            8–10 Punkte: sehr starke Abhängigkeit

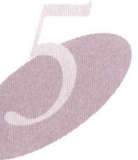

Herzinfarkt – eine vermeidbare Erkrankung?

Über 65 Jahre hat …
- jeder 5. Mann eine koronare Herzerkrankung.
- jede 3. Frau eine koronare Herzerkrankung.
  - Frauen sind bis zu den Wechseljahren durch ihren Östrogenschutz weniger betroffen.
  - Rauchen senkt den Östrogenschutz.
  - Antibabypille fördert Risikofaktoren.

Herzinfarkte 1997 * (Herzregister Augsburg)		
	Männer	**Frauen**
25–74 Jahre	101 000	38 000
75 Jahre und älter	52 000	**91 000**
* Die Hälfte der Betroffenen stirbt innerhalb 30 Tagen		

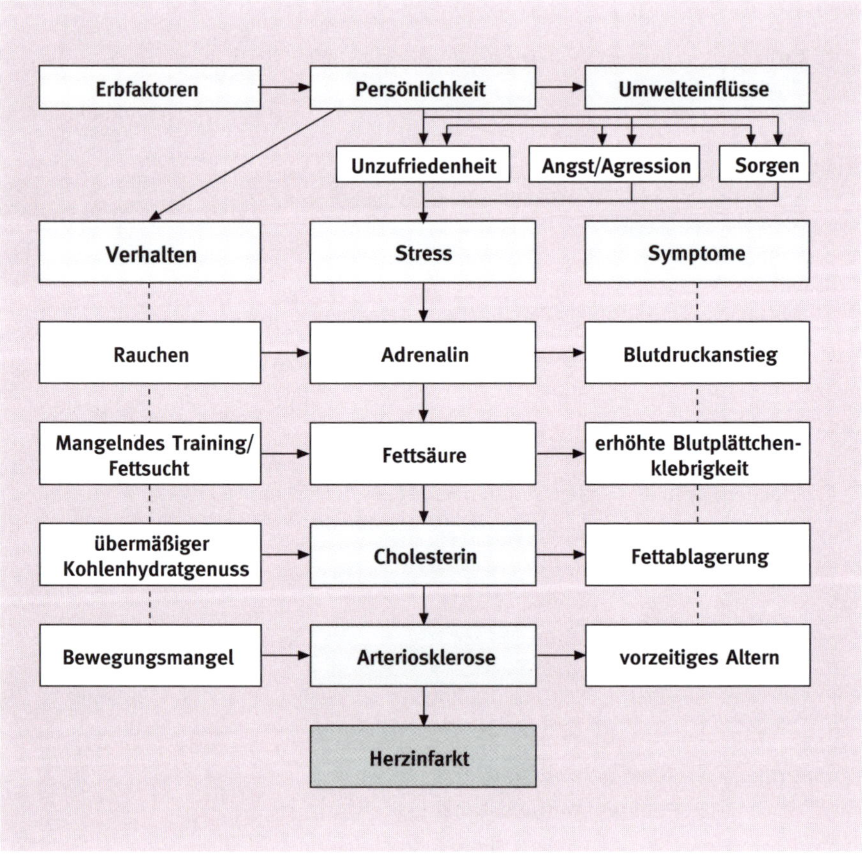

Der Weg zum Herzinfarkt

Literatur

Max Conradt: *„Das Herz"*, Schriftenreihe der Techniker Krankenkasse.
Robert Gasser (Prof. Dr.med Dr. phil.): *„Balance für Herz und Kreislauf"*, FALKEN
    Verlag 2001.
Robert Gasser (Prof. Dr.med Dr. phil.): *„Die Kreta-Diät"*, FALKEN Verlag 1999.
Gabi Hoffbauer (Dr. med.): *„Herzinfarkt bei Frauen"*, Trias Verlag/Thieme 2001.
Martin R. F. Middeke (Prof. Dr. med.): *„Herzinfarkt"*, Trias Verlag 1998.
Dean Ornish (MD): *„Revolution in der Herztherapie"*, Kreuz Verlag 1992.
Jürgen R. Schäfer (Priv. Doz. Dr. med.): *„Präventive Kardiologie"*, Schattauer Verlag
    1998.

Adressen

Deutschland

Deutsche Gesellschaft für Prävention und Rehabilitation
von Herz-Kreislauf-Erkrankungen e. V.
Friedrich-Ebert-Ring 38
56068 Koblenz
Telefon: 02 61 − 30 92 31
Fax: 02 61 − 30 92 32
E-Mail: dgpr@herzgruppen.de
www.dgpr.de/frameset_d.html

Deutsche Gesellschaft für Cardiologie,
Herz- und Kreislaufforschung
Telefon: 02 11 − 6 00 69 20
Fax: 02 11 − 60 06 92 10
E-Mail: info@dgkardio.de
www.dgkardio.de/DGK/kontakt.html

Deutsche Herzstiftung e. V.
Vogtstraße 50
60322 Frankfurt am Main
Telefon: 0 69 − 9 55 12 80
Fax: 0 69 − 9 55 12 83 13

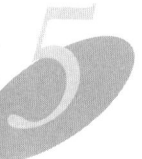

Deutsche Hochdruckliga
Geschäftsstelle
Postfach 10 20 40
69010 Heidelberg
Telefon: 0 62 21 – 41 17 74
Fax: 0 62 21 – 40 22 74
E-Mail: Hochdruckliga@t-online.de

Österreich
Österreichischer Herzverband
Bundesverband
Henndorferstraße 10
5201 Seekirchen
Telefon/Fax: 0 62 12 – 78 28
oder
Statteggerstraße 35
8045 Graz
Telefon/Fax: 03 16 – 69 45 17

Schweiz
Schweizerische Herzstiftung
Schwarztorstraße 18
Postfach 368
3000 Bern
Telefon: 03 13 88 – 80 80
Fax: 03 13 88 – 80 88
E-Mail: info@swissheart.ch
www.swissheart.ch/deutsch/hp/portrait.html

Glossar

Adipositas	Fettleibigkeit, generalisierte Vermehrung des Fettgewebes durch positive Energiebilanz. Bei 15 % über der Norm nach Broca oder bei einem Body-Mass-Index über 30 kg/m^2
Angina Pectoris	Durch Sauerstoffmangel am Herzen ausgelöste Beschwerden mit Beengungs- und Vernichtungsgefühl. *Bei Frauen:* Atemnot, Erschöpfung, Übelkeit und Erbrechen, Brustschmerzen mit Ausstrahlung in den Oberbauch. *Bei Männern:* Herzenge, Schmerzen, Engegefühl, Druck im Brustbereich (vor allem in der Mitte hinter dem Brustbein), eventuell Ausstrahlung in den Hals, Unterkiefer, linken Arm, Rücken, Oberbauch oder rechten Arm.
Arrhythmie	Unregelmäßiger Herzschlag: schneller (Herzrasen) oder langsamer als normal oder mit Aussetzern (Herzstolpern).
Arterien	Diese Gefäße führen das pulsierende, sauerstoffhaltige Blut vom Herzen in den Körper.
Arteriosklerotische Plaques	Fettansammlungen zwischen den Schichten der Arterienwände.
Defibrillation	Beseitigung des Kammerflimmerns oder –flatterns durch Medikamente und/oder Elektroschocks mittels Defibrillator.
Diabetes mellitus	Zuckerkrankheit. Es gibt verschiedene Diabetes-Typen. Die häufigsten sind Typ I und II. Alle erhöhen unter anderem das Risiko von Herz-Kreislauf-Erkrankung stark.

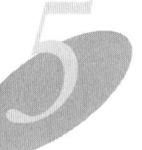

Koronarangio-graphie	Herzkatheteruntersuchung. Hierbei wird über eine Leistenarterie ein Katheter ins Herz geschoben. Durch Kontrastmittelgabe wird das schlagende Herz am Röntgenbildschirm exakt darstellbar.
Koronararterien	Herzkranzgefäße
Kreatinkinase	Enzym, dessen Wert einige Stunden nach einem Herzinfarkt im Blut ansteigt.
Mikro-/Makro-angiographie	Gefäßdarstellung durch Injektion eines Kontrastmittels und anschließender Anfertigung von Aufnahmenserien.
Myokard	Herzmuskel
Myokardinfarkt	Herzinfarkt
Stent	Koronargefäßersatz aus Kunststoff oder Metallfilamenten (netz- oder spiralförmig) zur Abstützung und Glättung der geschädigten Koronargefäßwand.
Stress-Echo-kardiographie	Ultraschalluntersuchung des Herzens unter Belastung. Hierbei wird eine koronare Herzerkrankung sichtbar.
Thrombolyse	Medikamentöse Auflösung eines Blutgerinnsels.
Thrombose	Teilweiser oder vollständiger Verschluss eines Blutgefäßes durch ein Blutgerinnsel.
Triglyzeride	Neutralfette. Sie bestehen aus drei Fettsäuren und einem Molekül Glycerin. Gelangen mit der Nahrung in den Körper. Sie werden in Fettdepots gespeichert.
Venen	Adern, die das sauerstoffarme Blut aus dem Körper zurück zum Herzen befördern.

Register

Im FALKEN Verlag sind zum Thema „Gesundheitsvorsorge" bereits zahlreiche Bücher erschienen. Sie sind überall dort erhältlich, wo es Bücher gibt.

Sie finden uns im Internet: **www.falken.de**

Dieses Buch wurde auf chlorfrei gebleichtem und säurefreiem Papier gedruckt.

Der Text dieses Buches entspricht den Regeln der neuen deutschen Rechtschreibung.

ISBN 3 8068 2895 4

© 2002 by FALKEN Verlag in der Verlagsgruppe FALKEN/Mosaik,
einem Unternehmen der Verlagsgruppe Random House GmbH, 81673 München
Die Verwertung der Texte und Bilder, auch auszugsweise, ist ohne Zustimmung des Verlags urheberrechtswidrig und strafbar. Dies gilt auch für Vervielfältigungen, Übersetzungen, Mikroverfilmung und für die Verarbeitung mit elektronischen Systemen.

Umschlaggestaltung: Heinz Kraxenberger, München
Layout: Martina Eisele, München
Konzeption und Koordination: Martina Müller
Textredaktion: Susanne Staatsmann, Berlin
Bildredaktion: Ralf Becker
Herstellung: Petra Becker
Fotos: Bavaria: 53, 73; FALKEN Archiv: 79; jump: 95; Photodisc: 29, 34, 56, 69, 71, 106, 107; Ingeborg Siegfried: 87; The Stock Market: 47; Tony Stone: 11, 80; ZEFA: 21, 32, 65
Zeichnungen: Robert Stern, Pulheim: 113; Wladimir Szczesny und Sylvia Kursawe, München: alle übrigen

Die Ratschläge in diesem Buch sind von den Autorinnen und vom Verlag sorgfältig erwogen und geprüft, dennoch kann eine Garantie nicht übernommen werden. Eine Haftung der Autorinnen bzw. des Verlags und seiner Beauftragten für Personen-, Sach- und Vermögensschäden ist ausgeschlossen.

Satz: FROMM MediaDesign GmbH, Selters/Ts.
Druck: Ludwig Auer GmbH, Donauwörth

817 2635 4453 6271